疲れない 太らない ボケない 60代からの鎌田式 ズボラ筋トレ

鎌田實
Kamata Minoru

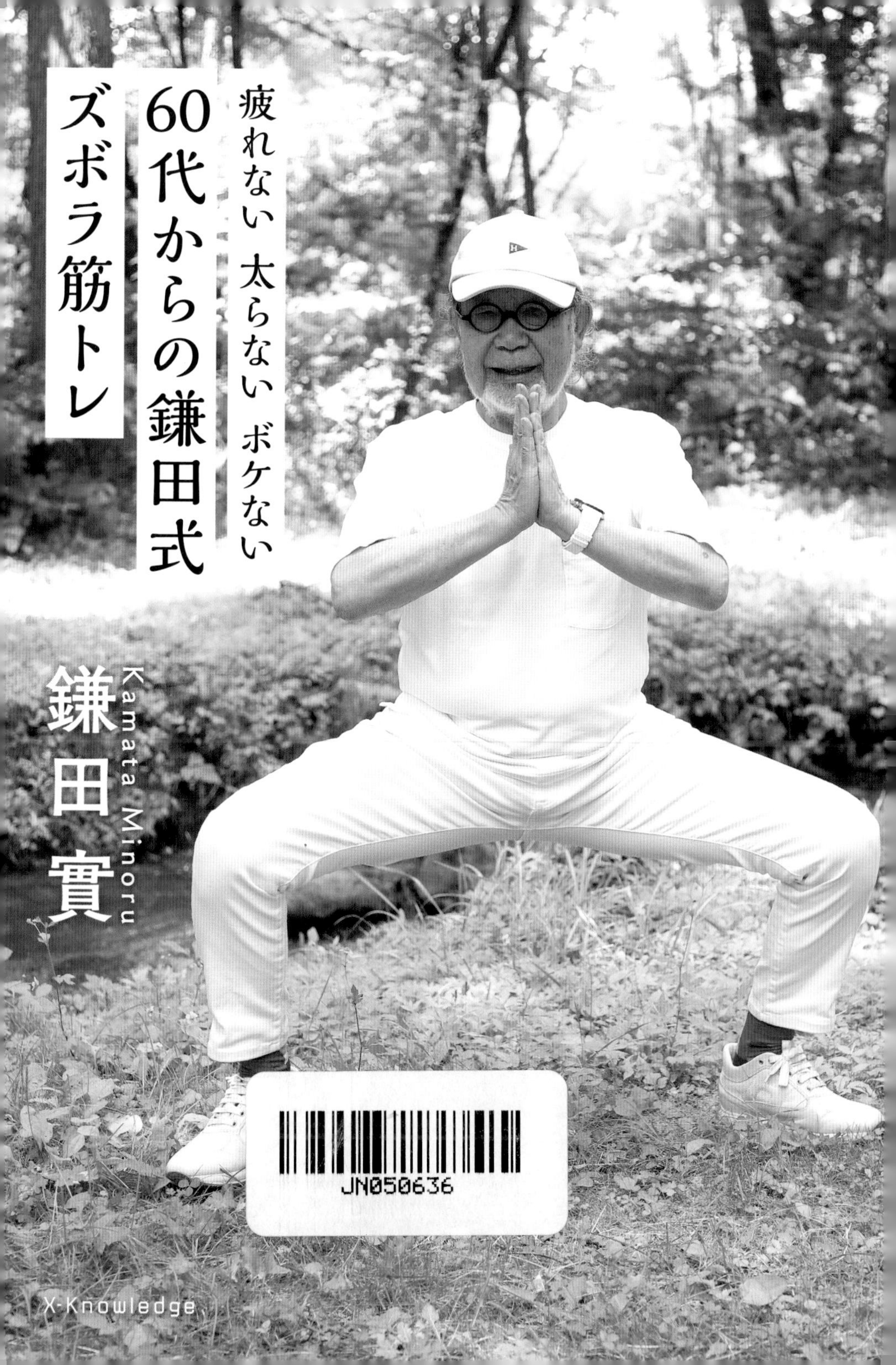

X-Knowledge

はじめに

2020年度の体力・運動能力調査結果（スポーツ庁調べ）によると、大半の年齢層で、前年度より体力が低下していることがわかりました。その理由として、新型コロナウイルスの感染対策のため、運動不足が影響したのではないかとみられています。なかでも、高齢者はこのところ年々体力が向上してきたのに、明らかな体力低下がみられ、とくに女性の低下が大きいことがわかりました。

体力を向上させるために必要なのは「筋肉」です。40歳くらいから筋肉は少しずつ減少していきますが、運動習慣がないと減り方のスピードが早くなります。今はまだ大丈夫だと思っていても、何もしなければ、10年後には歩けなくなって、介護保険のお世話になるかもしれません。

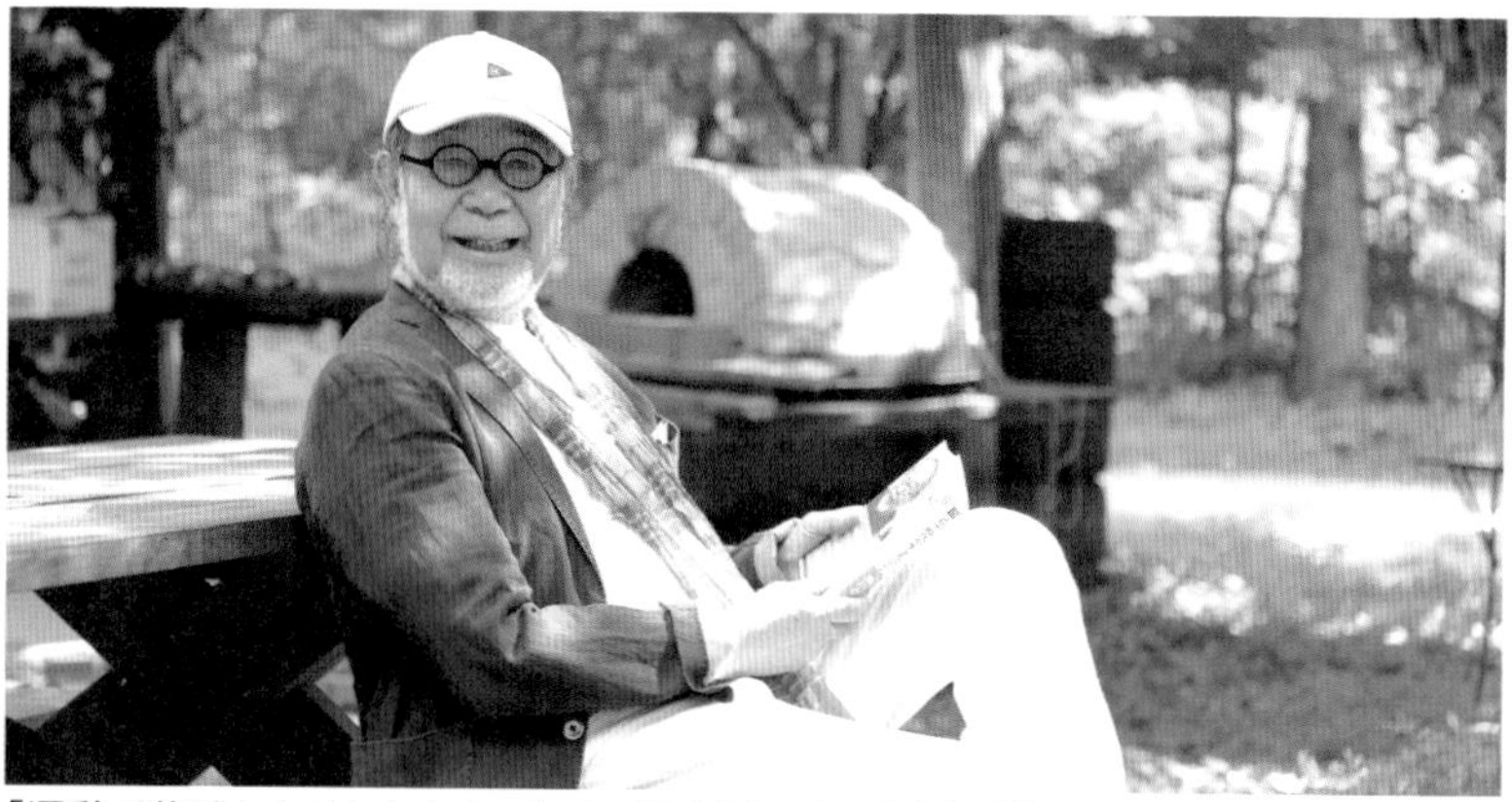
「運動が苦手な人でも大丈夫、きっとできるようになります」と鎌田先生

これを食い止めるには、筋トレなどの運動をして、筋肉を増やすしかありません。そこで、この本では今僕が毎日行っている、おうちでできる運動を紹介することにしました。

この本に載っている運動をやるだけで、80歳になっても、90歳になっても、自分の足でレストランに行ったり、1人で旅ができるような筋肉をつくることができるでしょう。

ほとんどの運動が3分以内に終わりますし、テレビを見ながら、台所仕事をしながら、など何かをしながらできる「ながら運動」です。ズボラな僕ですら何年も続けることができたのですから、みなさんにできないはずがありません。

さらに、簡単な運動に加えて、本書ではやや難易度の高い運動も紹介しています。これらの運動もあきらめないでチャレンジしてください。僕もすべての運動が最初からできたわけではありません。でも、できるようになるとうれしいものです。より上を目指してチャレンジすることは、人生を楽しむことにもつながります。

理論よりも実践が大事です。さっそく第1章で紹介する運動を始めてみましょう。

2021年11月　鎌田　實

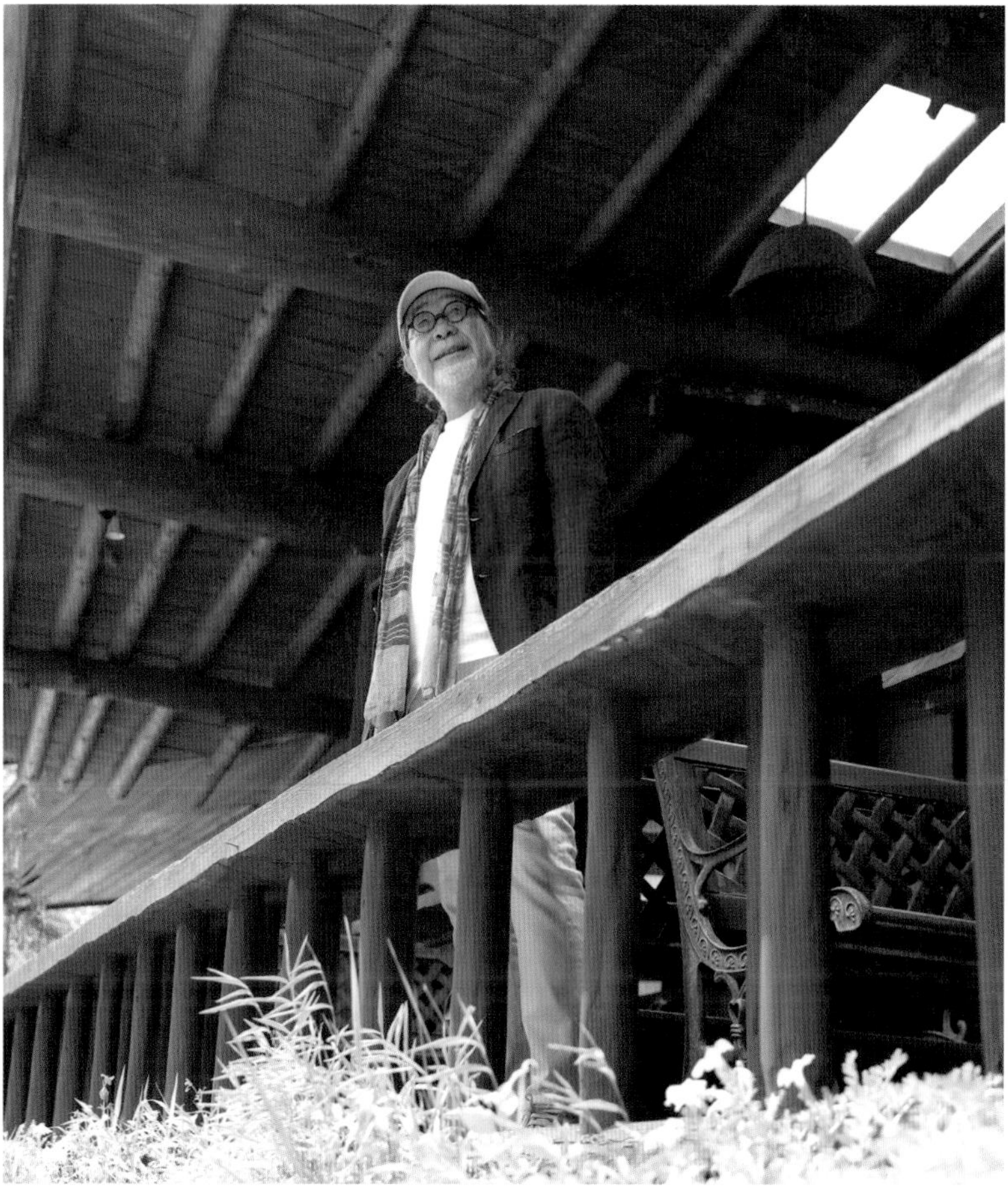

80歳になっても、90歳になっても元気に生きていくために必要なもの。それが筋肉

目次

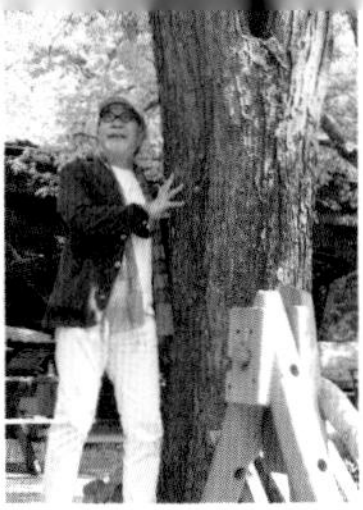

第1章

コロナ肥満もコロナうつも解消
筋力アップで90歳になっても寝たきりにならない
たったこれだけ！ 鎌田式 おうち運動20レシピ

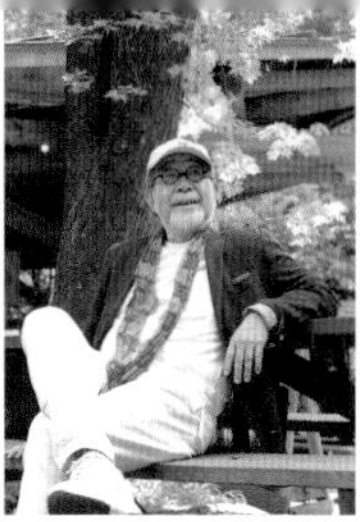

第2章

今から「貯筋」しないと80歳で歩けなくなるかも？

「おうちジム」で筋力低下を改善すれば90歳になっても温泉旅行に行ける

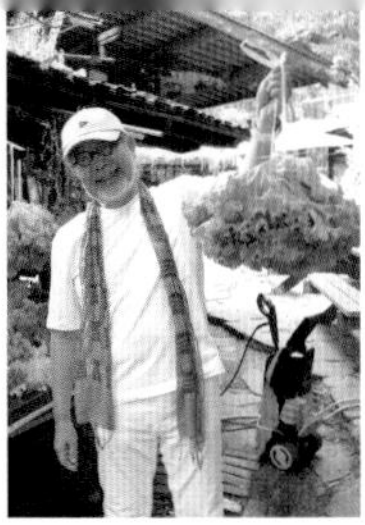

第3章

90歳になってもレストランに行ける食事術

人生を最後まで楽しみつくすには筋肉勝負

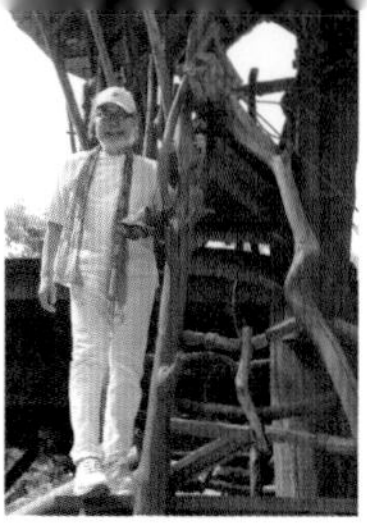

第4章

ズボラで、楽々生きるための新発想法
鎌田式 人生を楽しみながら

より高いレベルにチャレンジするには？

デザイン　田中俊輔（Pages）
ＤＴＰ　平野智大（マイセンス）
編集協力　福士 斉
撮影　渡辺七奈
イラスト　小林孝文
撮影協力　カナディアンファーム（長野県諏訪郡原村）
印刷　シナノ書籍印刷

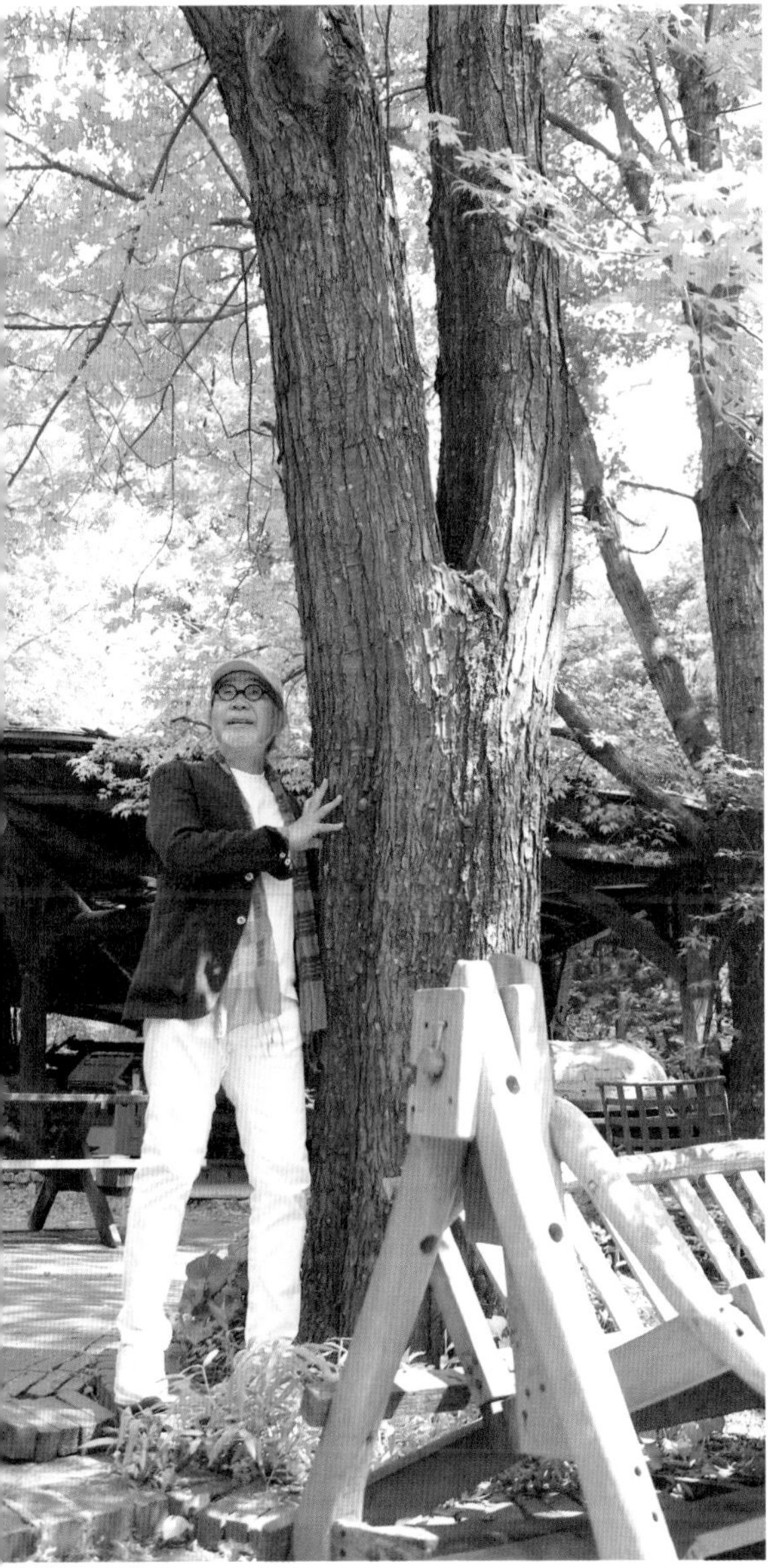

第1章

コロナ肥満もコロナうつも解消
筋力アップで90歳になっても寝たきりにならない

たった
これだけ！

鎌田式　おうち運動20レシピ

90歳までレストランに行って食事できる筋肉をつくる

フロント・ランジとバック・ランジ

フロント・ランジとバック・ランジは太ももの筋肉を鍛える運動の1つ。太ももの皮下脂肪が減らせるため、美脚効果もあります。

また、インナーマッスルといわれる体幹筋を強化して、お腹などの脂肪も減るので、見た目がかっこよくなります。また、体幹が安定するので、ゴルフやマレット、卓球、スキーといったスポーツ能力も向上します。

スポーツをやらない人でも、体幹筋がしっかりすると転びにくくなます。バランスを崩しても、最後の土俵際で耐えることができるので、転倒予防になるのです。

僕が疲れない、太らない、ボケないために、実際にやっているズボラ筋トレです。まず1つか2つ始めてみましょう。

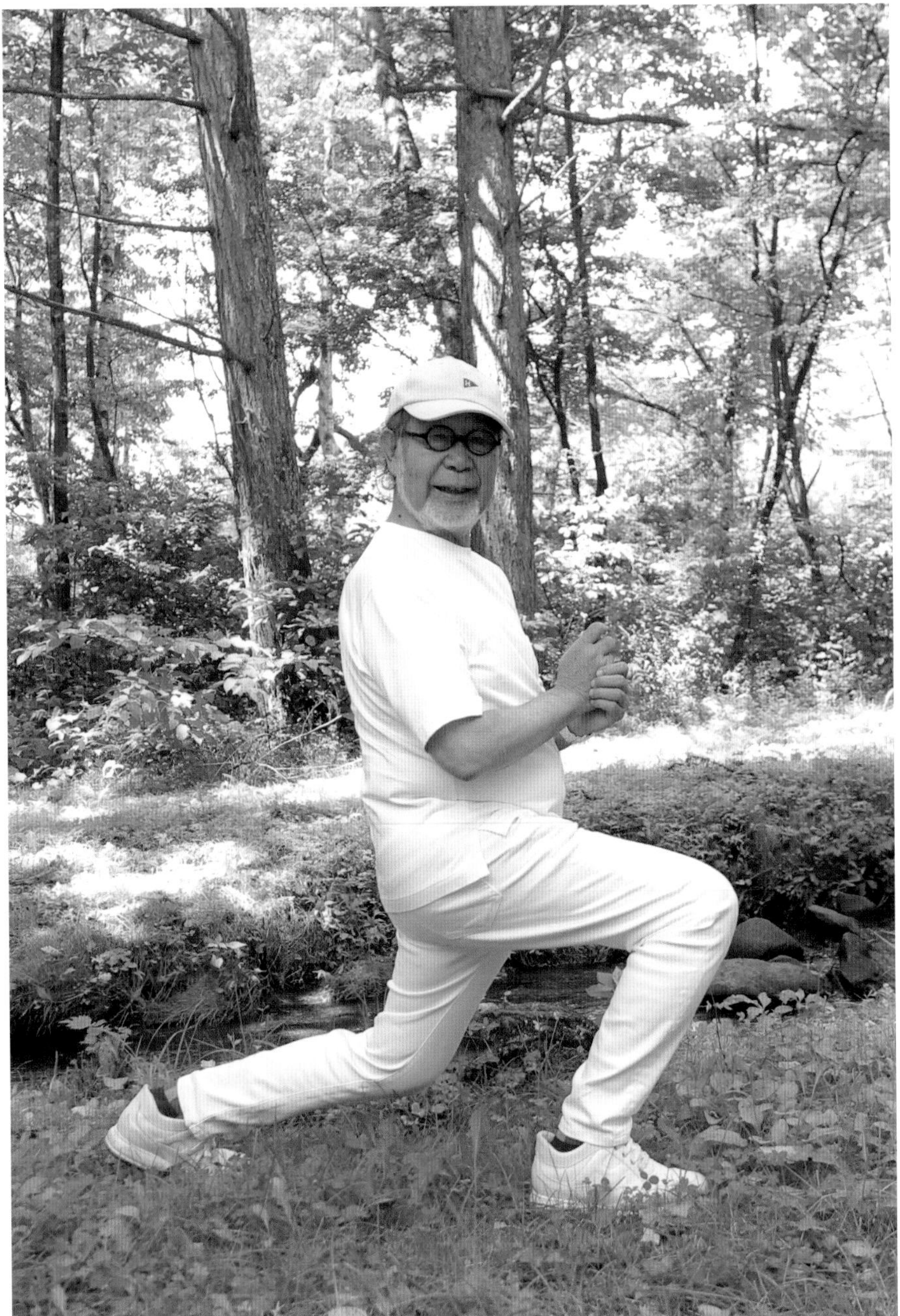

ランジは両ひざが地面と直角になるまで体を沈みこませる。腹筋を意識しながら行うことで体幹筋も強化される

1

95歳まで歩けるように太ももの筋力を強化
太ももの皮下脂肪を減らし美脚効果も

フロント・ランジ

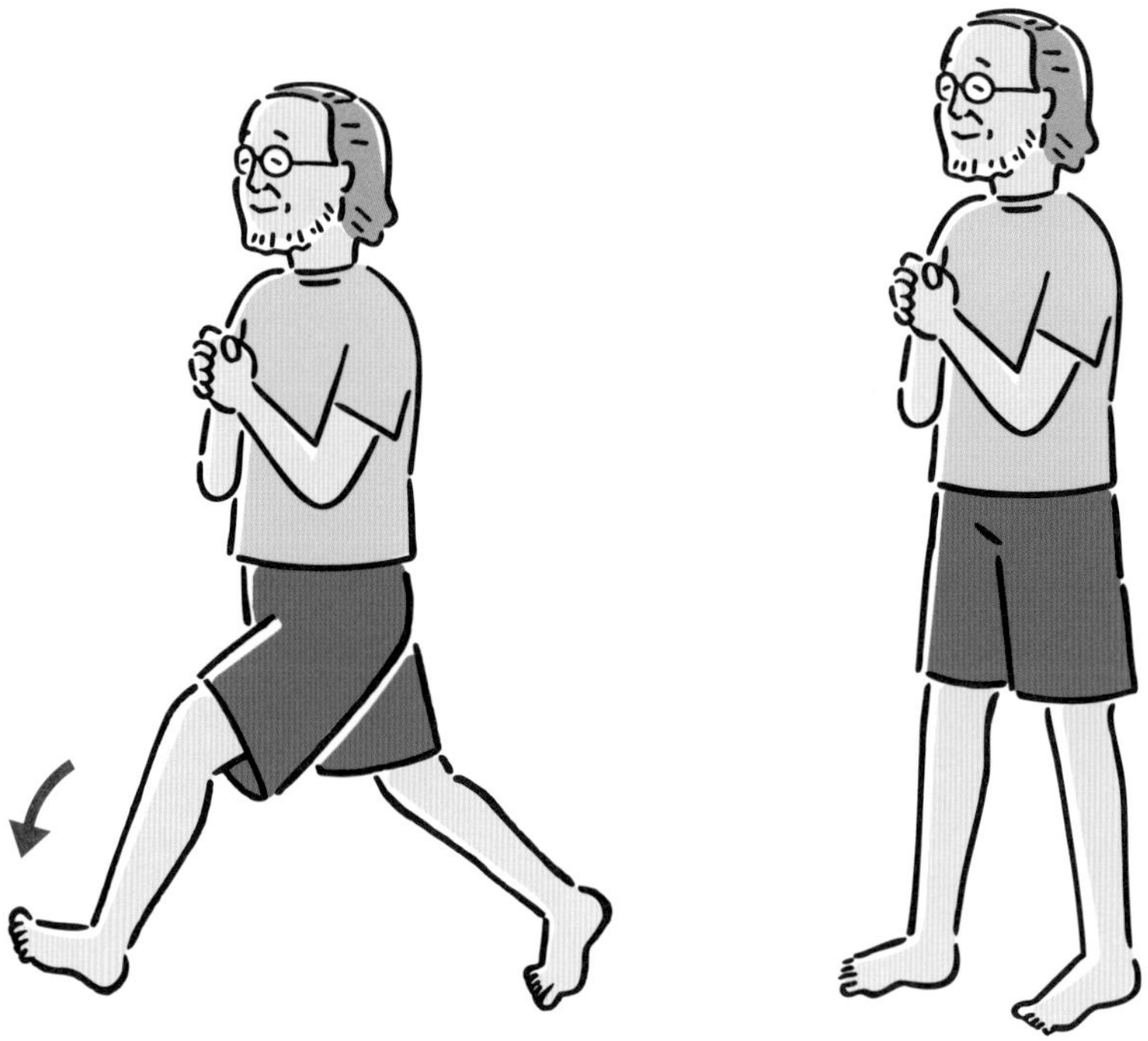

1 両足を肩幅に開き、背筋を伸ばして立ち、胸の前で両手を組む

2 左足を前に踏み出し、上半身が前に倒れないように着地。このとき、右足のかかとは上がっている

ステップアップ

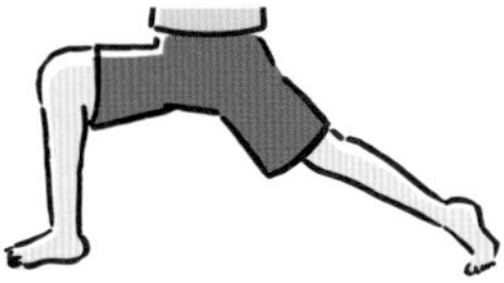

体がふらつかず、バランスがとれるようになったら、足を大きく踏み出してみよう

ポイント

●足を前に踏み出すときは腹筋を意識

●呼吸は止めないようにする
（すべての運動に共通）

回数

1セット
左10回＋右10回
×
1日2セット

＊最初は1セットから始める

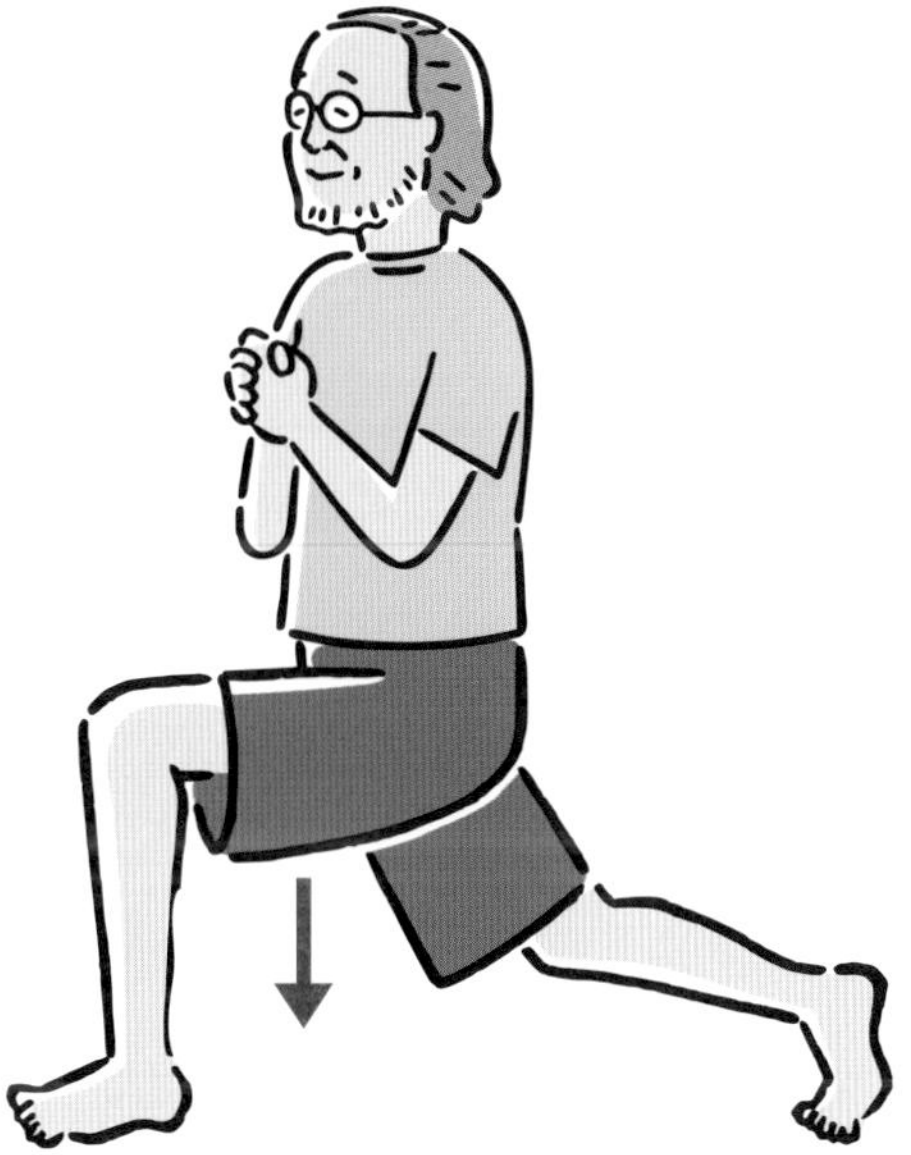

3 両ひざが直角になるように、体をゆっくり沈み込ませてから左足を1の位置に戻す

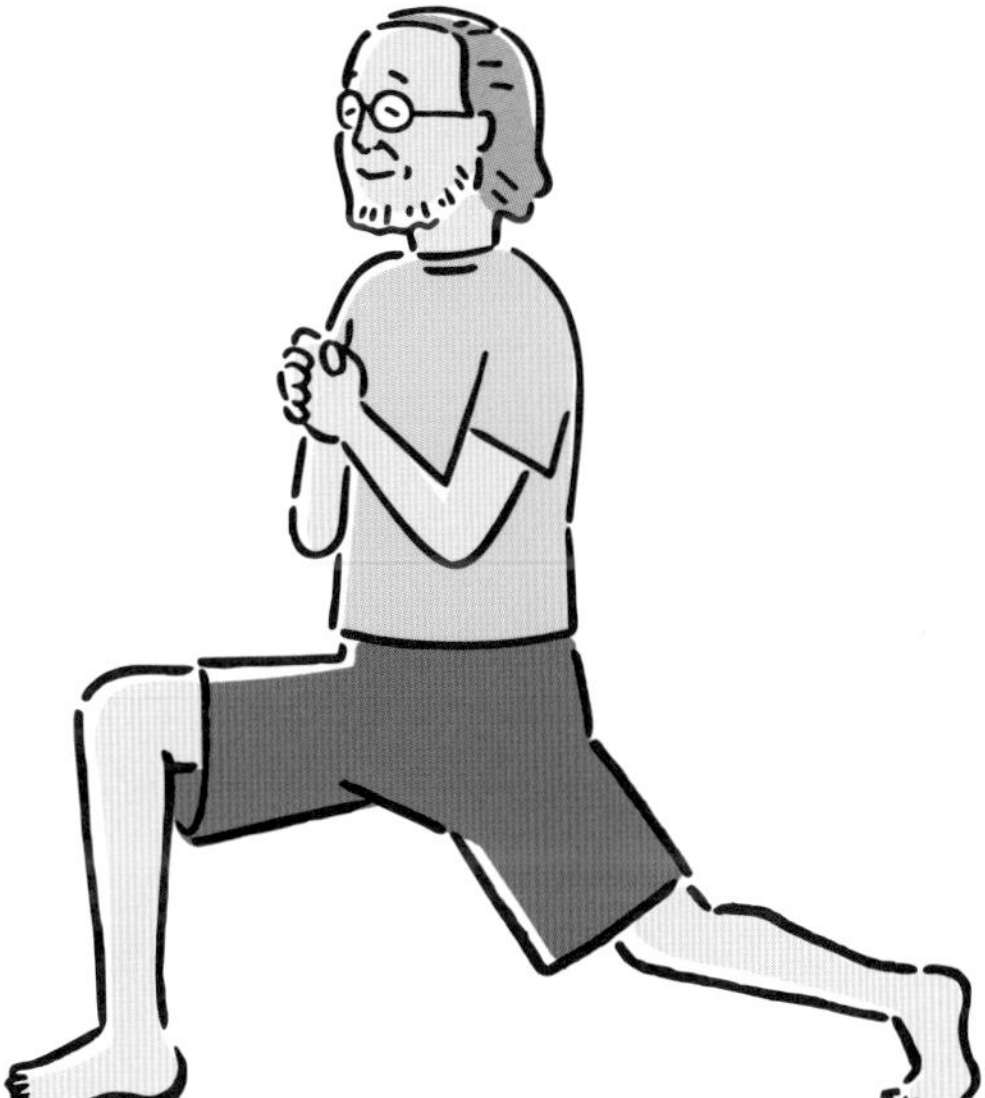

4 右足も同じように行う

2

太ももからふくらはぎの筋力を強化
アキレス腱まわりのストレッチも

バック・ランジ

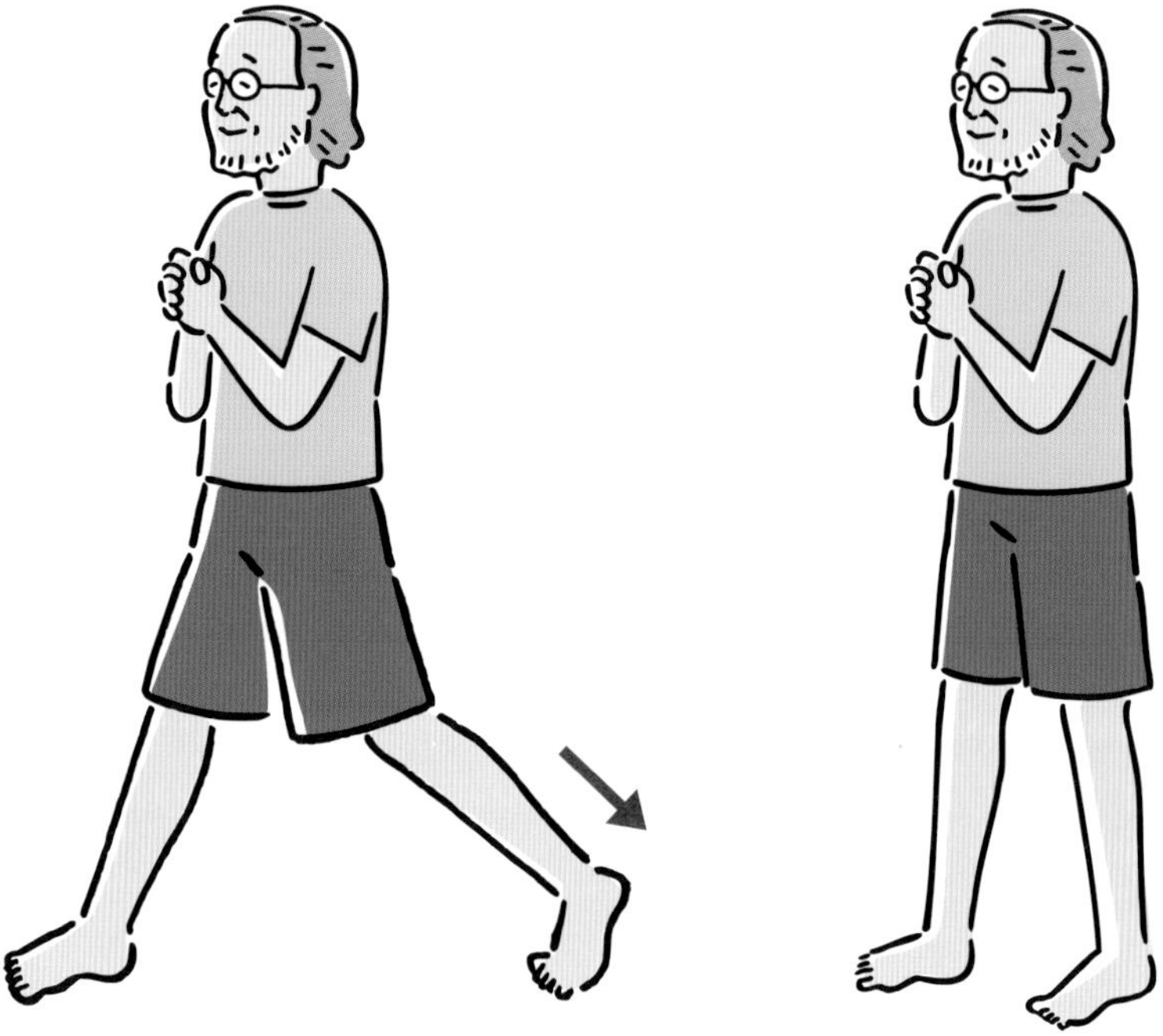

2 左足を後ろに引き、かかとを上げたままにする

1 足を肩幅に開き、背筋を伸ばして立ち、胸の前で両手を組む

ステップアップ

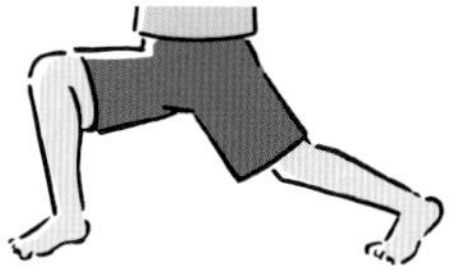

体がふらつかず、バランスがとれるようになったら、足を大きく後に引いてみよう

ポイント

- ●フロント・ランジより不安定になりやすい。腹筋・背筋に力を入れると安定する
- ●呼吸は止めないようにする

回数

1セット

左10回＋右10回

×

1日 2 セット

＊最初は1セットから始める

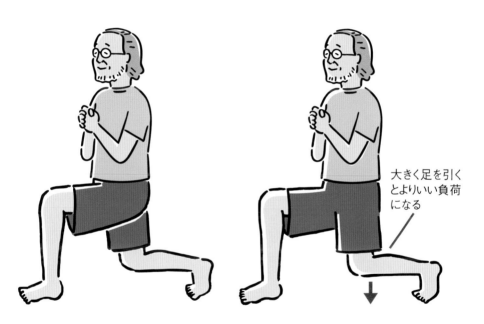

3 両ひざが直角になるまで、体をゆっくり沈み込ませてから後ろに出した左足を1の位置に戻す

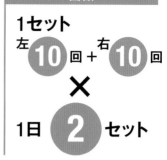

4 右足も同じように行う

フロント・ランジをやった翌日は、バック・ランジというふうに、毎日交互に続ける。週1日は休んでよい

楽そうでつらいが効果抜群。95歳まで温泉旅行ができる筋肉をつくる

ワイド・スクワットと超簡単スロー・スクワット

普通のスクワットができる人なら、より高いレベルのワイド・スクワットと超簡単スロー・スクワットにチャレンジしましょう。

ワイド・スクワットは太ももの前側の筋肉（大腿四頭筋）はもちろん、内ももの筋力強化や股関節の動きをよくして転倒を予防します。腹筋も鍛えるので、お腹の脂肪が燃え、脱メタボ効果が期待できます。

超簡単スロー・スクワットは太ももの後側のハムストリングスと呼ばれる筋肉やお尻の筋肉、ふくらはぎの筋肉を鍛えるので、美脚や美尻にもなります。また、ゆっくり行うことで、若返り万能ホルモン（マイオカイン）が分泌され、若返りを実現。血圧や血糖値を下げる効果も期待できます。

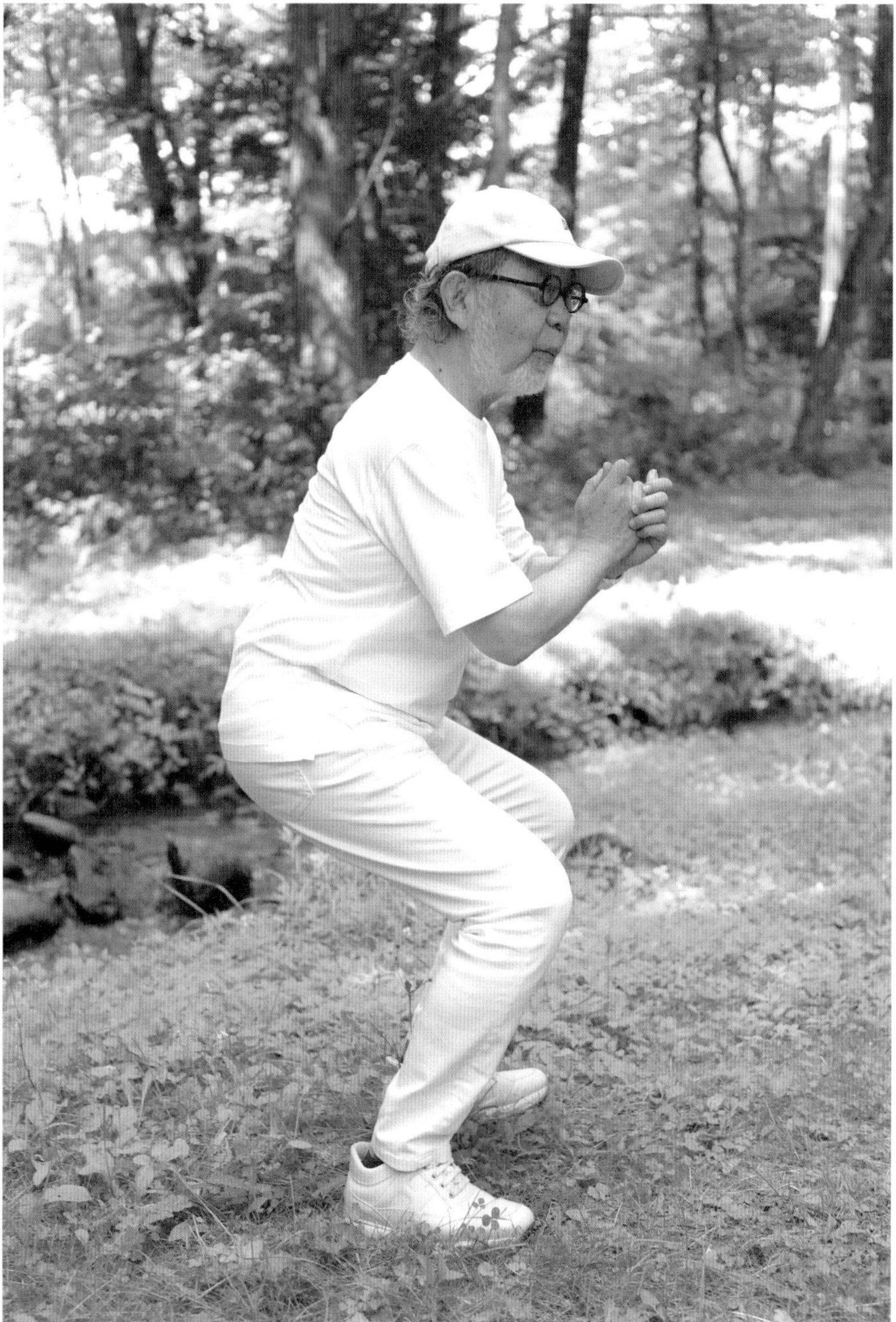

スロー・スクワットを行う鎌田先生。深く沈みこんだあと7秒かけてこのくらいの体勢で止めることで、より強い負荷がかかる。高齢者でもできる。糖尿病のある人は絶対におすすめ。

3

太ももの筋肉強化、腹筋を鍛えて脱メタボ
内もも・股関節を鍛えて転倒予防にも

ワイド・スクワット

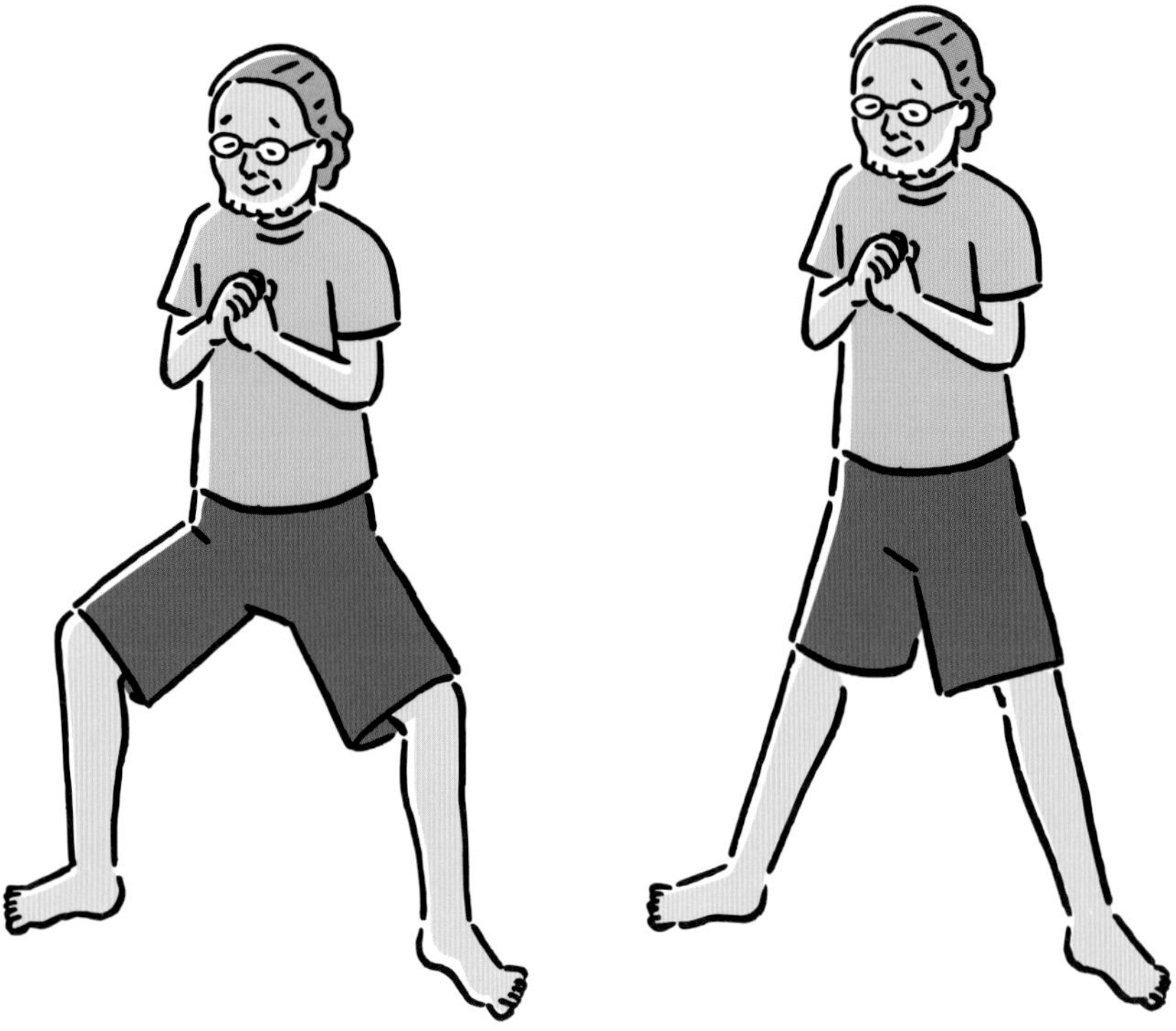

1 背筋を伸ばして足を大股に開き、つま先は逆ハの字型にして立つ。両手は胸の前で組む

2 腹筋と背筋を意識して、ゆっくりと太ももを外に開きながら、ひざを曲げる

できない人は、足を肩幅に開いた、普通のスクワットから始める

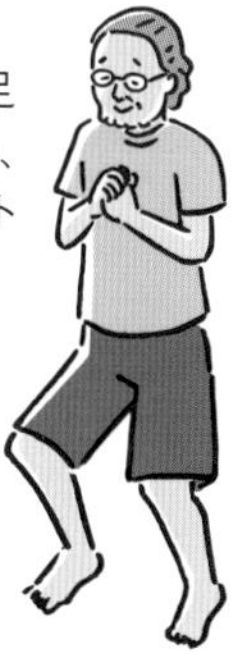

ポイント

●上体が前傾しないように。手を太ももに添えて、確認しながら行ってもよい

●呼吸を止めないように

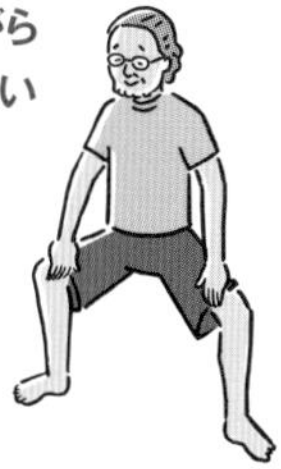

回数

1セット 10 回
×
1日 2 セット

＊最初は1セットから始める

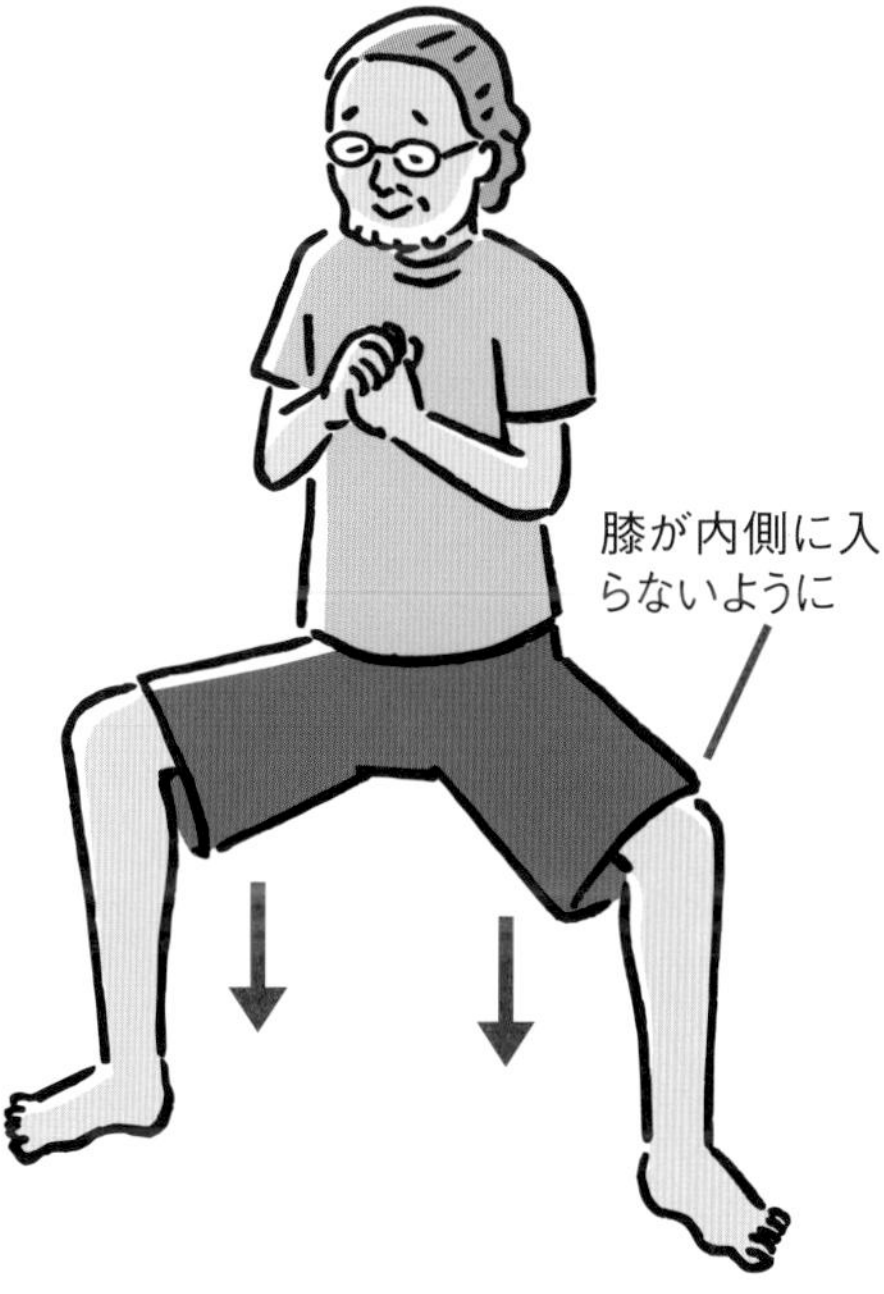

3 太ももが床と並行になるように、ゆっくり体を沈み込ませる

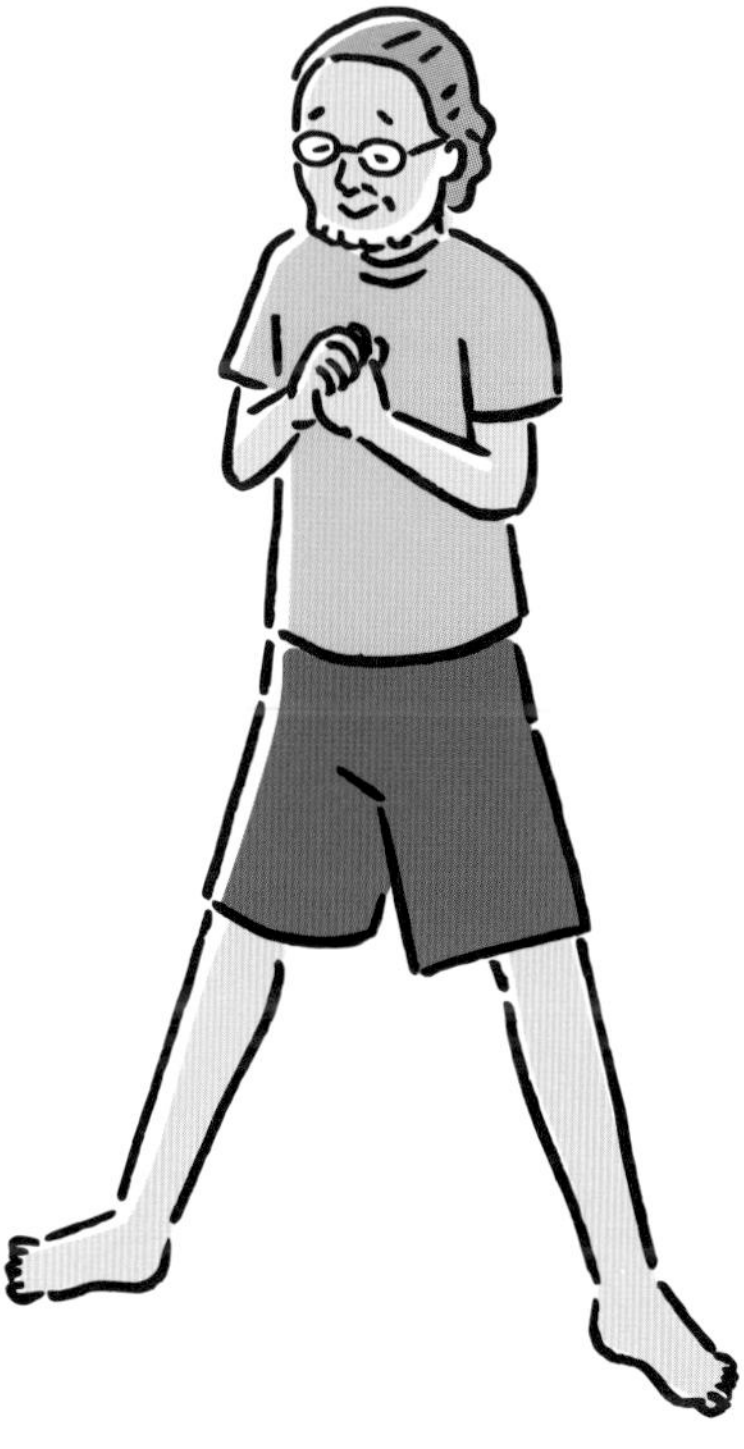

4 ゆっくりと**1**の姿勢に戻る

4

太ももの後ろやお尻、ふくらはぎの筋肉も強化
若返りホルモンが分泌されて血圧や血糖値も降下

超簡単スロー・スクワット

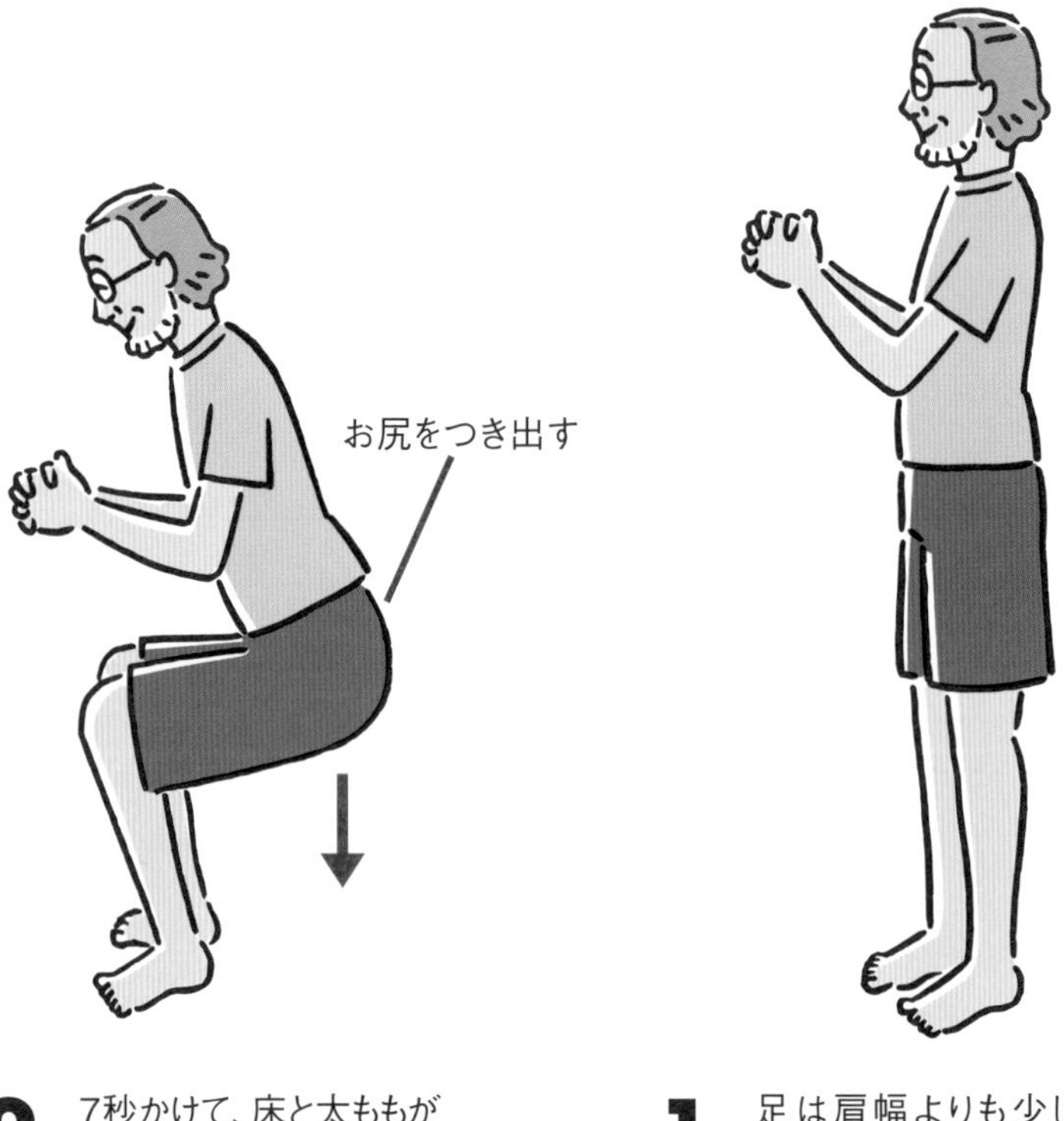

1 足は肩幅よりも少し開き、背筋を伸ばして立ち、胸の前で両手を組む

2 7秒かけて、床と太ももが平行になるくらいまで、お尻をゆっくりと沈み込ませる。お尻をつき出す感じ。「ゆっくり」やるといい負荷がかかる

ステップアップ

できるようになったら、45度ぐらいで止めて繰り返す。「途中で止める」といい負荷になる

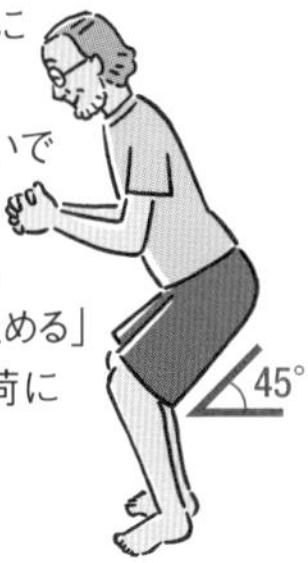

ポイント

●ひざがつま先よりも前に出ないように

●呼吸を止めないように

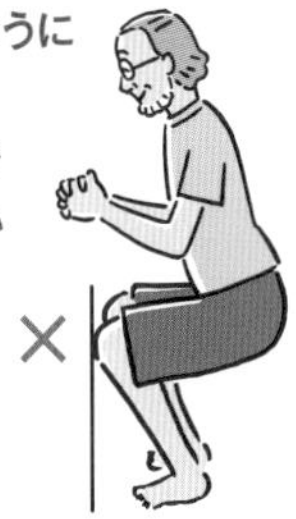

回数

1セット **5** 回

×

1日 **2** セット

＊最初は1セット3回×1日1セットから始める

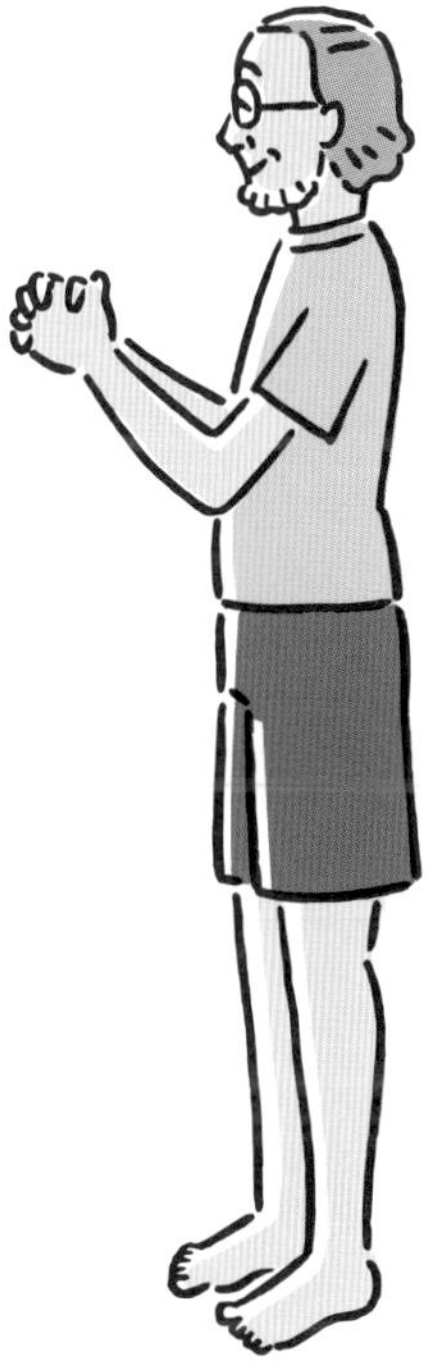

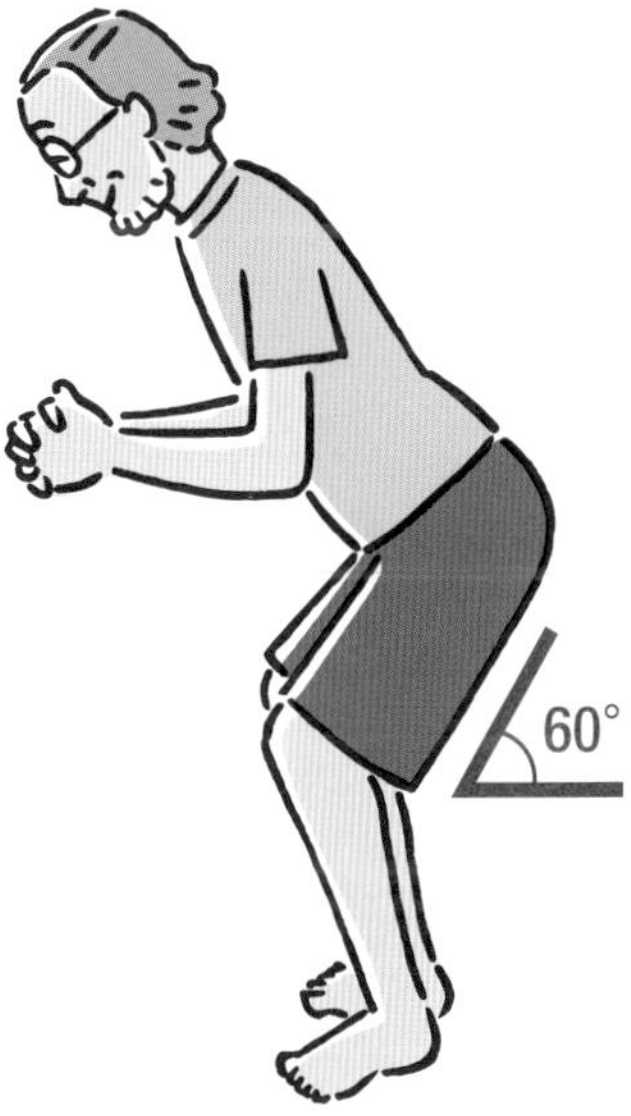

3 **2**の姿勢から、ゆっくり2秒ぐらいでお尻を上げ、地面と太ももの角度が60度になるくらいのところで止める

4 **3**の姿勢から、7秒かけて地面と太ももの角度が90度になるまで、お尻を沈み込ませる。**2**～**3**を5回繰り返し、立ち上がって1セット

ワイド・スクワットをやった翌日は、超簡単スロー・スクワットというふうに、毎日交互に続ける。週1日は休んでよい

上半身の骨を強くして幸せ感もアップする

太陽の光を浴びながら10拍手

朝、太陽の光にあたると幸せホルモン(セロトニン)が分泌されて、幸福感を高める作用があります。また、セロトニンは睡眠の質をよくする作用もあるので、僕は太陽の光を浴びるために、屋外でランジやワイド・スクワットを行うことがあります。そのときは、必ずワイド・スクワットのポーズをとりながら、10拍手します。神社にお参りするときのように拍手を10回行うのです。

骨を丈夫にするには骨に刺激を与えなければなりません。鎌田式かかと落としは、骨に刺激を与える運動ですが、おもに刺激されるのは下半身の骨で、上半身の骨への影響は十分ではありません。そこで、10拍手を考えました。

屋外で10拍手を行うと、自然を感じながら行うことができます。僕は10拍手をするとき、生きていることに感謝したり、自然とつながっている自分を意識したり、今日はがんばろうと自分に言い聞かせたりしています。

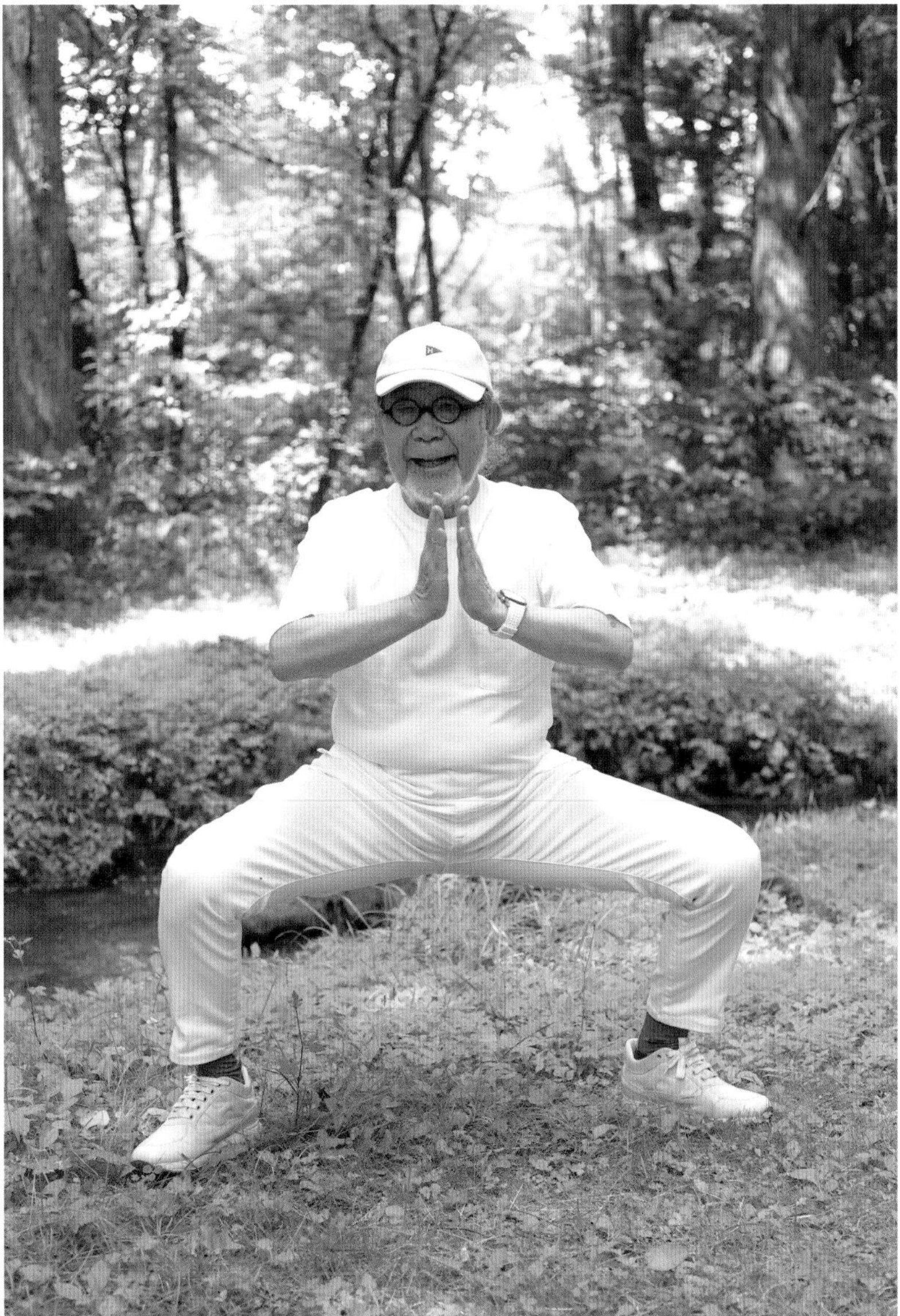

少しひじを張って拍手するのがポイント。無宗教の人も、山とか
海とか空とかに、祈りを込めながら10拍手してみよう

85歳まで映画、観劇、ライブハウスに行くための筋肉と骨をつくる

簡単かかと落としと鎌田式かかと落とし

骨が弱くなる骨粗鬆症が進行すると、ちょっと転んだだけでも骨折しやすくなります。骨を強くするには骨活の栄養素（第3章参照）をとるとともに、骨をつくる骨芽細胞を刺激しなければなりません。簡単かかと落とし（カーフレイズ）は、そのための運動です。かかとを落とすとき、オステオカルシンというホルモンが分泌され、高血圧や高血糖を改善する効果も期待できます。

鎌田式かかと落としは、やや難易度が高いのですが、ふくらはぎとすねの筋肉を鍛えて転倒を予防します。また、ふくらはぎの筋肉が弱くなると、「ゴースト血管」がふくらはぎに発生して、微少脳梗塞や認知症の原因になるといわれています。鎌田式かかと落としは、このゴースト血管の発生を防ぐ効果もあります。

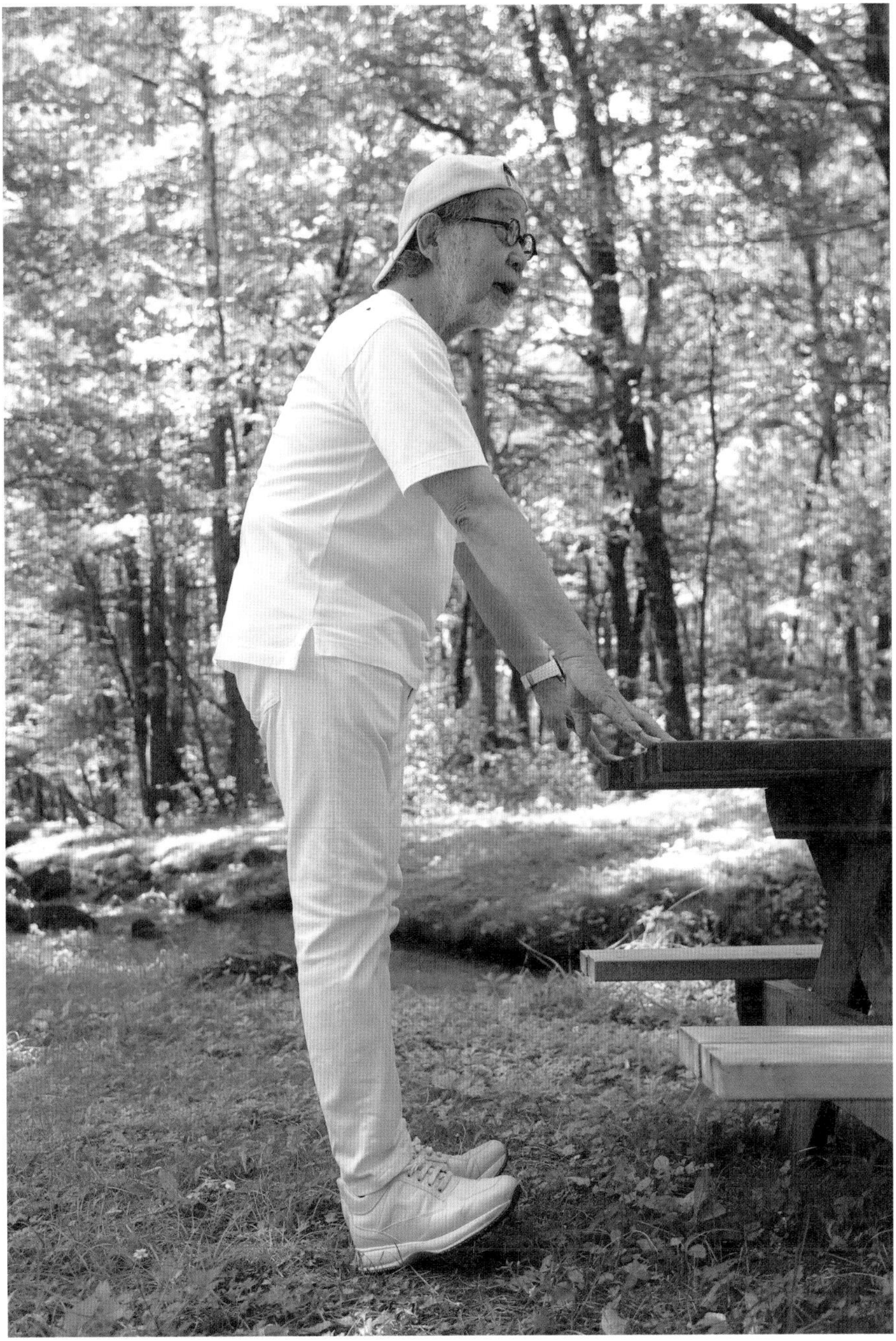

鎌田式かかと落とし。つま先はできるだけ高く上げるのがポイント。ふくらはぎやすねの筋肉が強化されて転びにくくなる

5

骨をつくる骨芽細胞に刺激を与えて
骨折の原因となる骨粗鬆症を予防

簡単かかと落とし
（カーフレイズ）

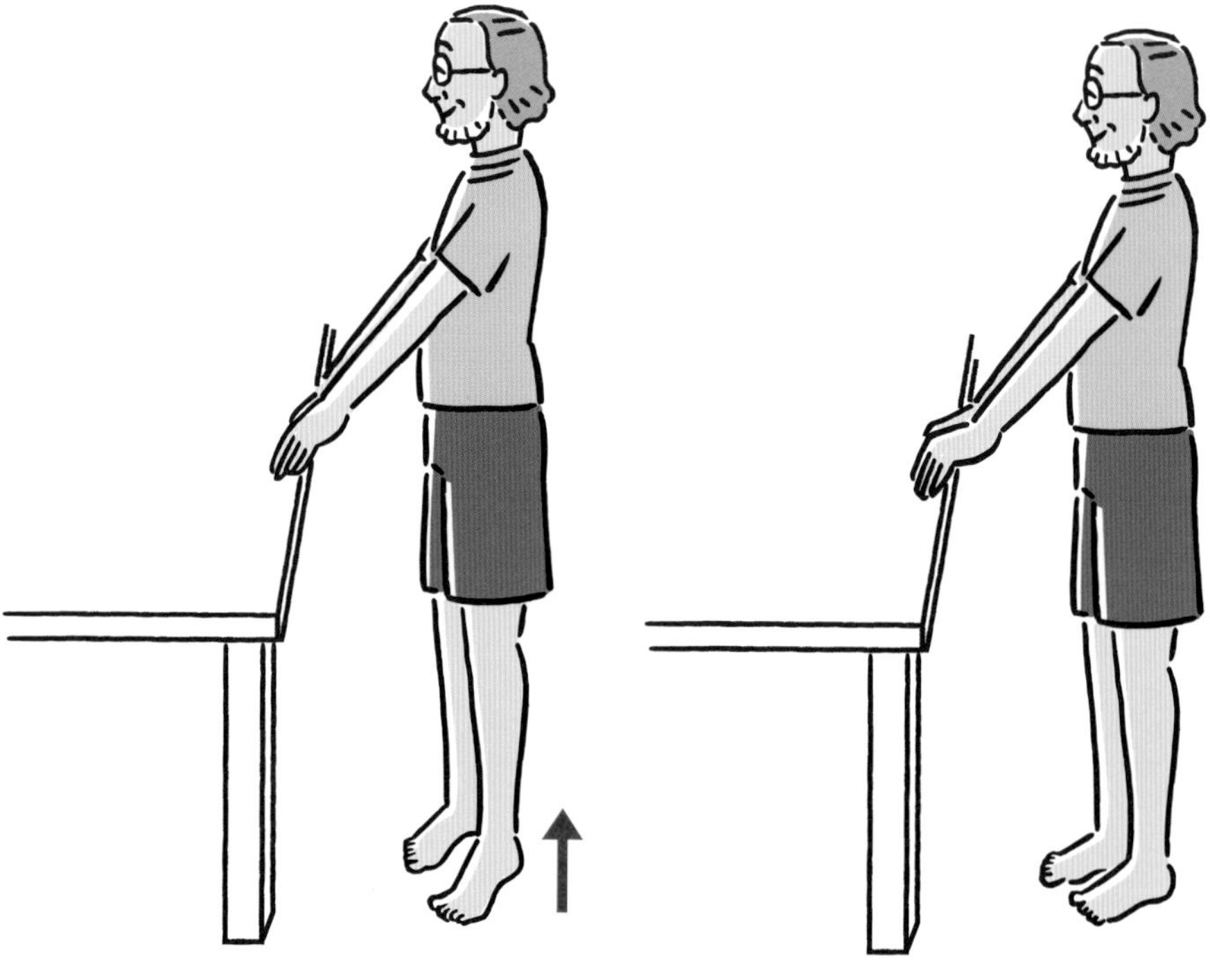

1 足を腰幅に開いて立ち、壁かテーブルに手を添える

2 かかとを上げて、つま先立ちになる

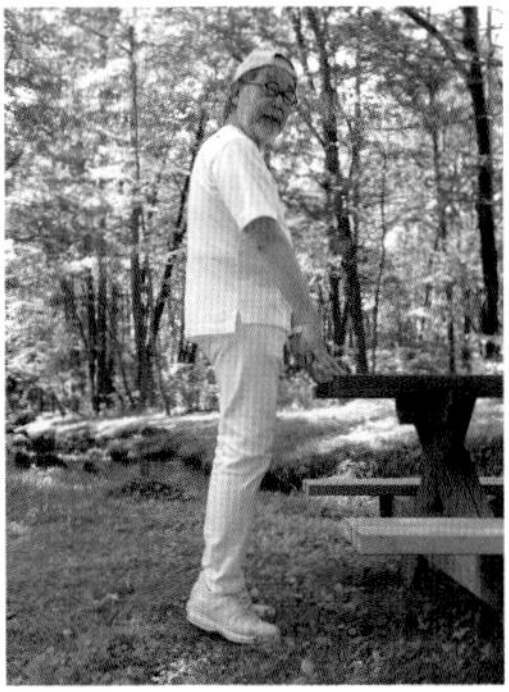

ポイント
●かかとはできるだけ高く上げる
●かかとを上げるときは背伸びするような意識で
●テレビを見ながら、料理をしながら、超簡単

回数
1セット 10 回
×
1日 3 セット

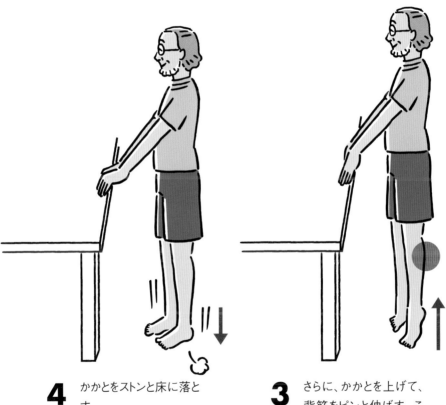

3 さらに、かかとを上げて、背筋をピンと伸ばす。このとき、ふくらはぎの筋肉に意識を向ける

4 かかとをストンと床に落とす

6

ふくらはぎとすねの筋肉を鍛えて転倒予防
微小脳梗塞や認知症を予防する効果も

鎌田式かかと落とし

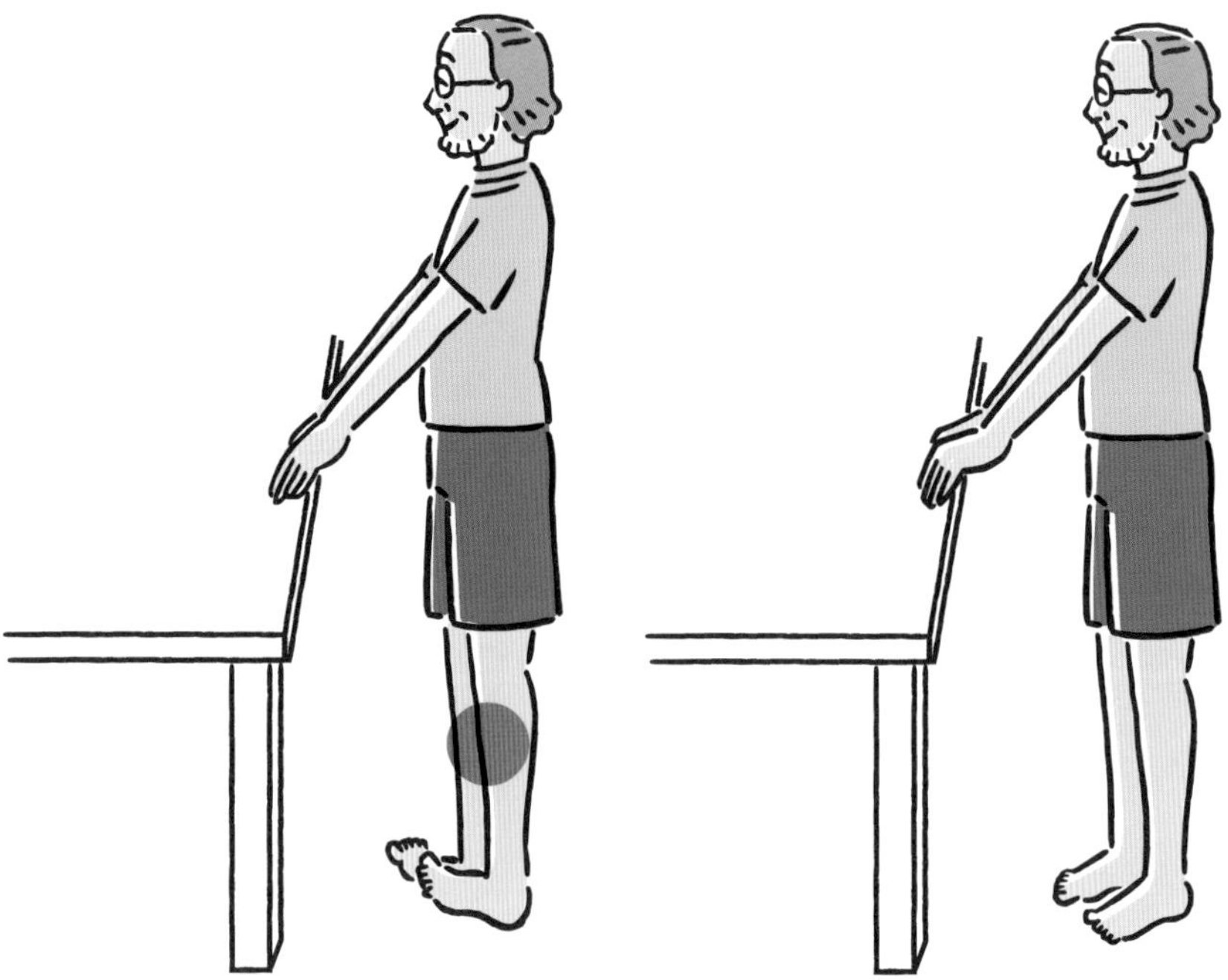

1 足を腰幅に開いて立ち、壁かテーブルに手を添える

2 かかとをつけたまま、つま先をゆっくり上げ、上げきったら3秒キープ。このとき前頸骨筋（むこうずねの筋肉）を意識

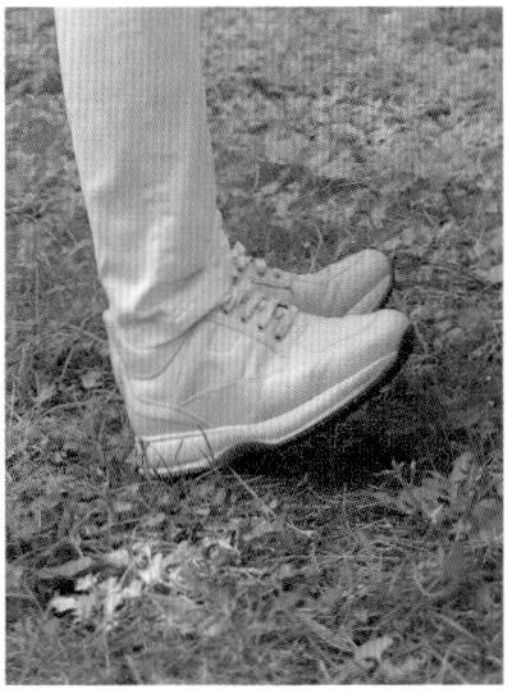

ポイント

●つま先やかかとはできるだけ高く上げる

●かかとを上げるときは背伸びするような意識で

●メタボを改善。毛細血管の循環がよくなるので美肌効果もあり

回数

1セット 10 回
×
1日 3 セット

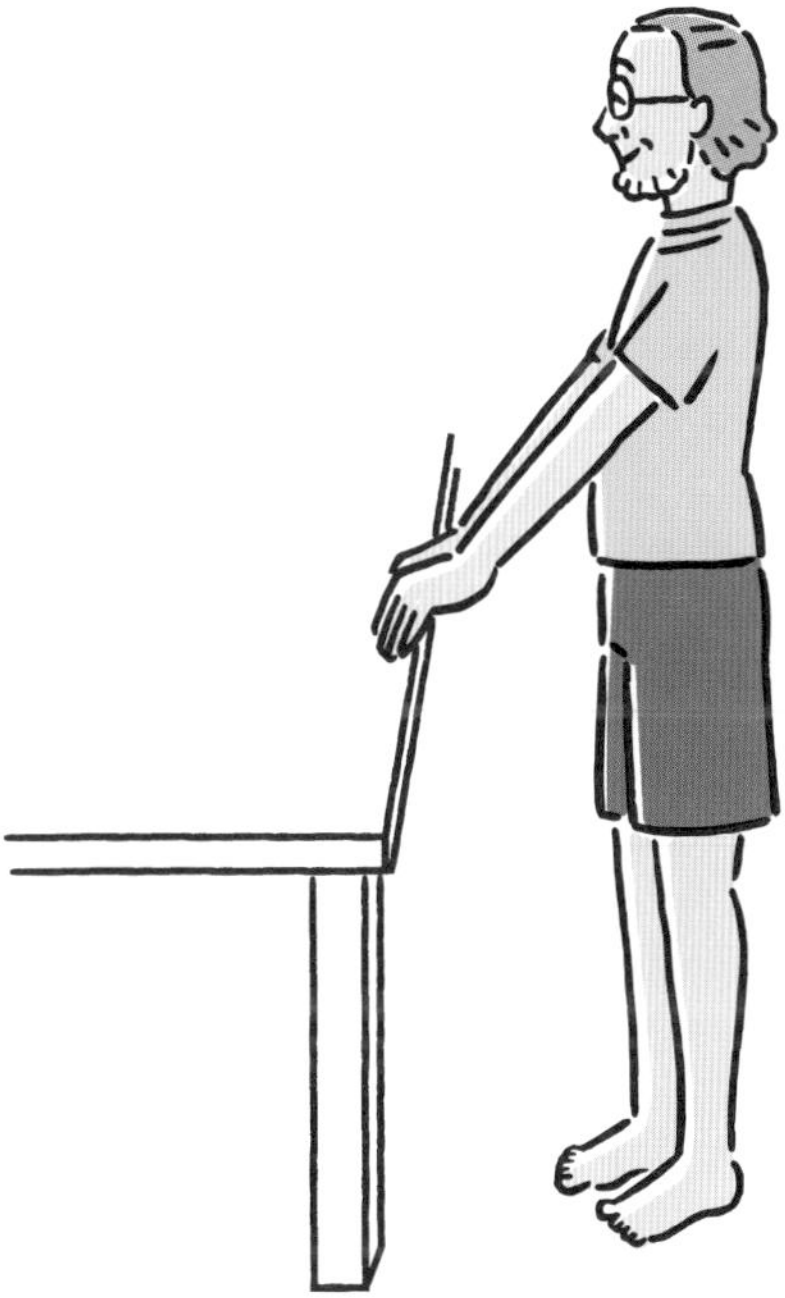

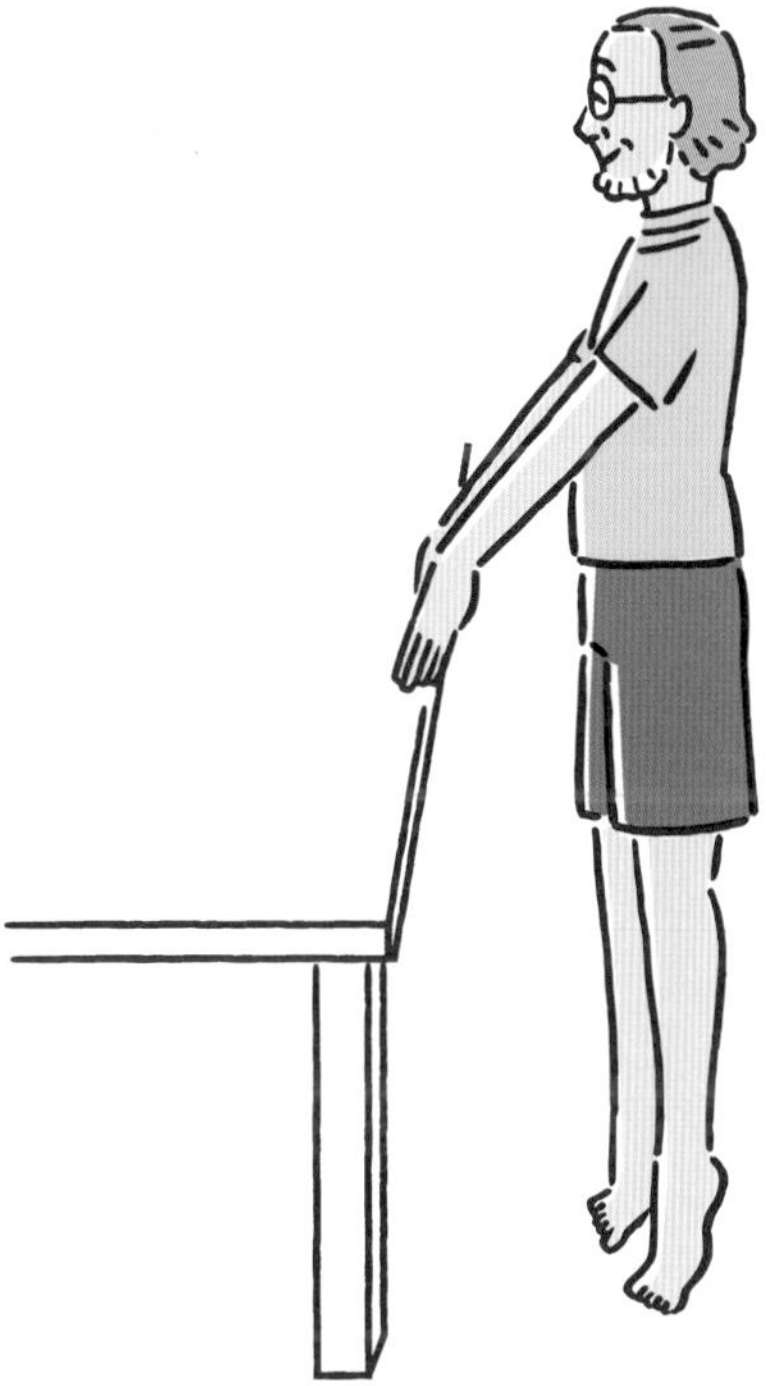

4 かかとをドンと床に落とす

3 3秒キープしたら、つま先を下ろすのと同時に、かかとを上げて、つま先立ちになり、3秒キープ。このとき、ふくらはぎの筋を意識

簡単かかと落とし（カーフレイズ）をやった翌日は鎌田式かかと落とし、というふうに毎日交互に続ける。週1日は休んでよい

95歳までピンピン生きられる筋肉をつくる

グーパー運動とペットボトル運動

第2章でお話しするように、握力と寿命は関係しています。握力の低下はサルコペニア（加齢性筋肉減少症）の始まりの可能性があるので、60歳を過ぎた人は、グーパー運動とペットボトル運動をしっかり行って、握力強化してください。

グーパー運動は、どんな場所でもできる超簡単な握力強化運動です。お風呂で湯船につかりながら行うこともできます。

ペットボトル運動では、手首を下に向ける動きが重要です。手首を下に向けると、手と指の筋肉だけでなく、前腕の内側筋も強化されます。瓶詰めなどのふたを開けるときは、この筋肉が連動して働きます。この運動を意識して行うと、瓶詰めやペットボトルのふたが簡単に開けられるようになります。

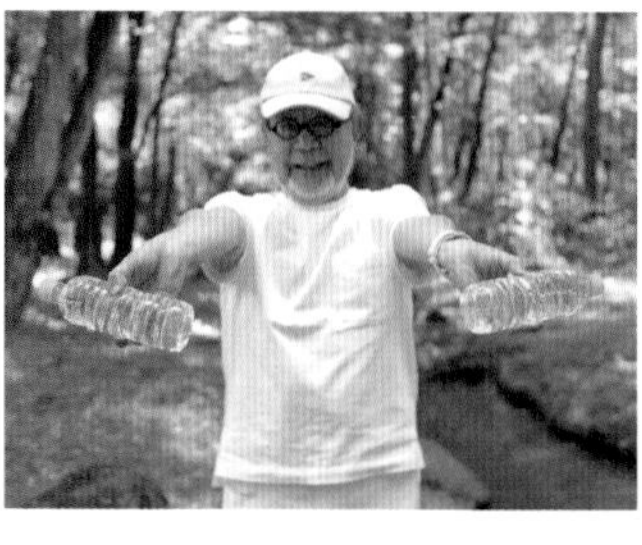

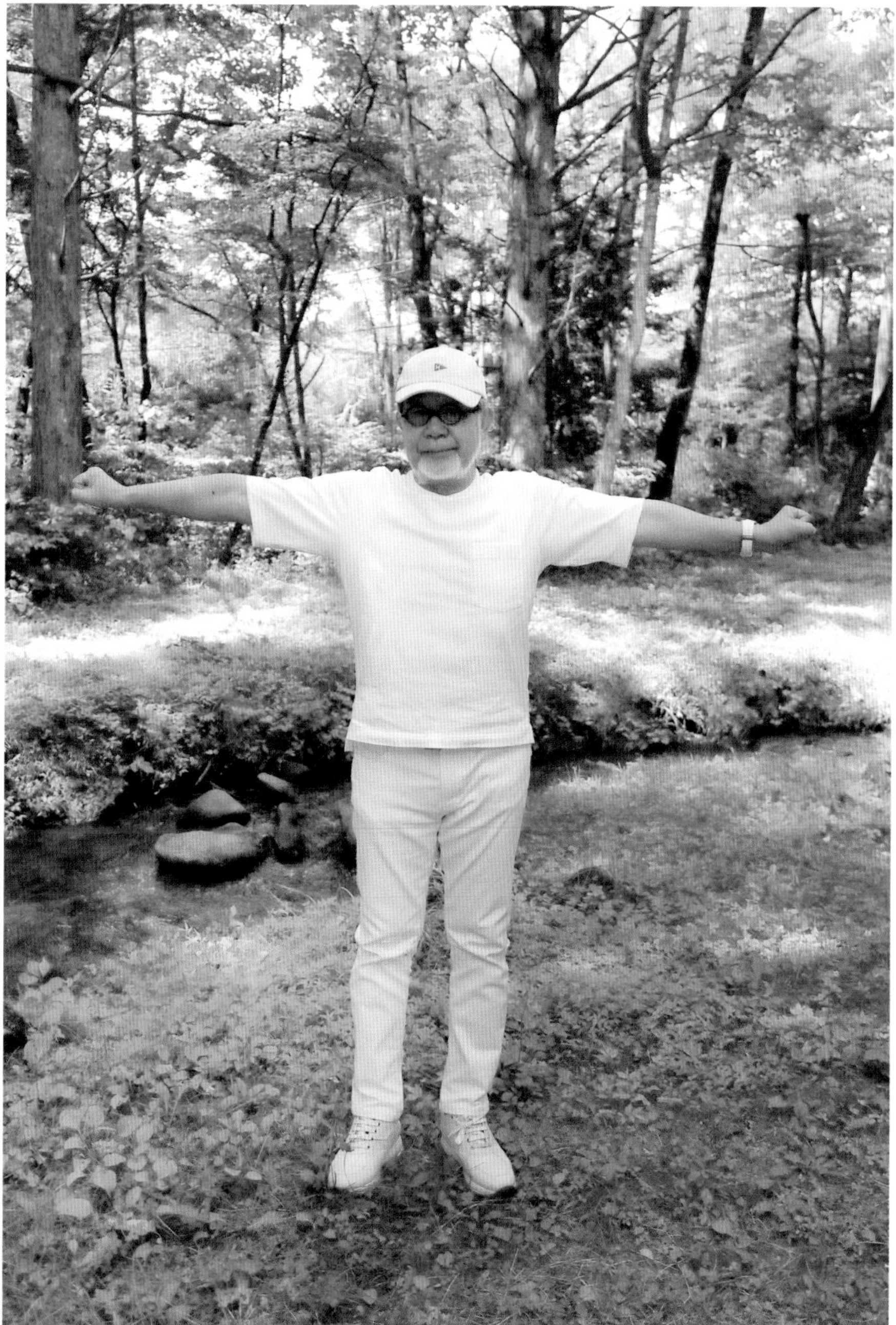

腕を左右に伸ばしたグーパー運動。ペットボトルのふたが開けにくいなど、握力に不安を感じたらすぐ始めよう

7

握力低下は全身の筋肉が減少しているサイン
60歳からは握力強化で寿命を延ばそう

グーパー握力強化運動

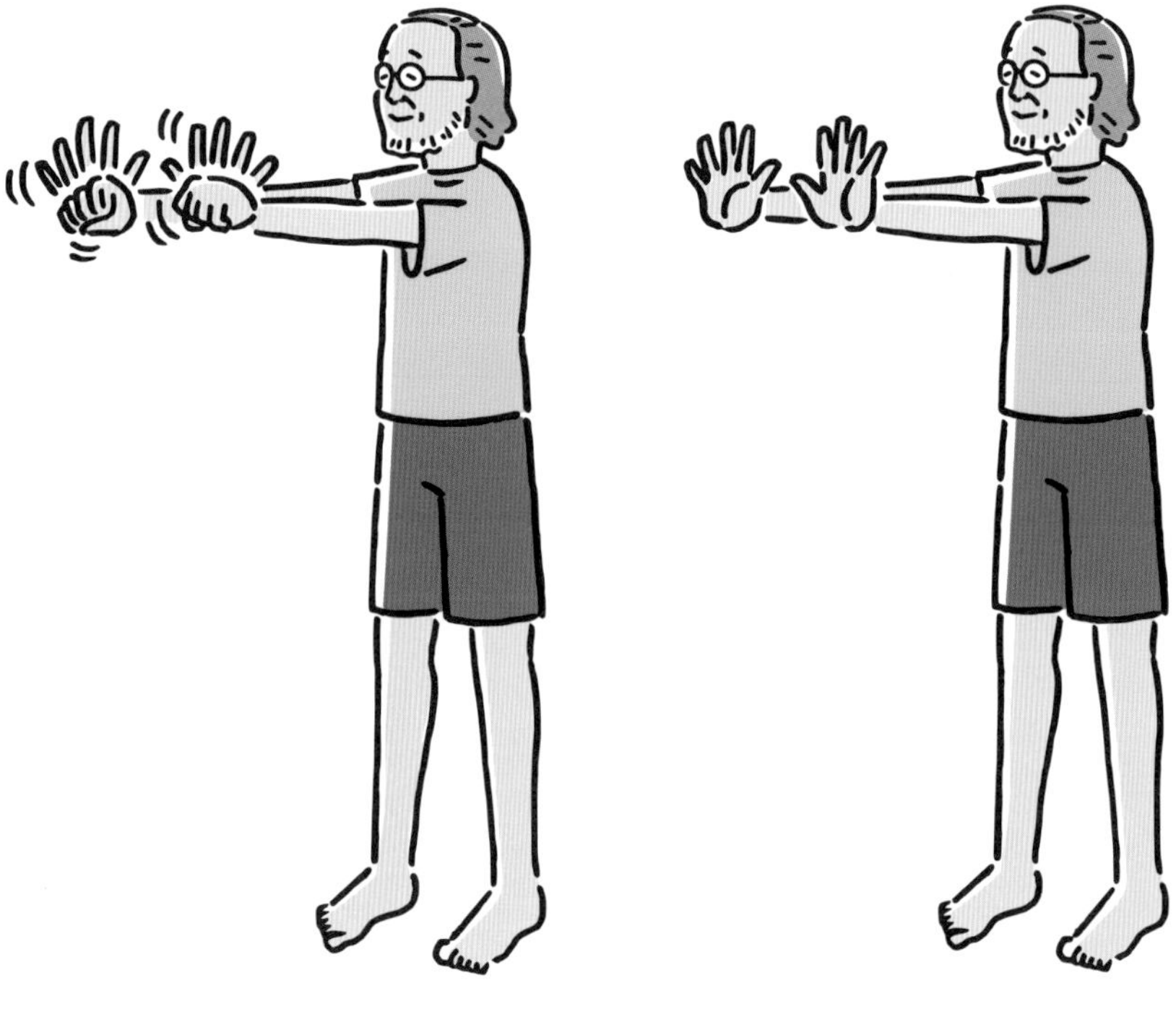

2 1の姿勢でゆっくりとグーとパーを30回繰り返す

1 両手を胸の前にまっすぐに伸ばす

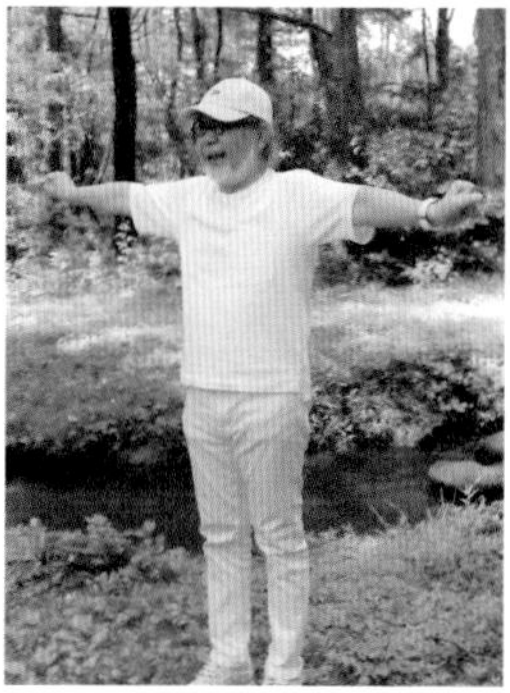

ポイント

- 呼吸を止めないようにする
- 簡単そうに見えるが、女性ははじめ大変かも

回数

1セット 30 回
×
1日 2 セット

＊最初は1セット10から始め、20回、30回と増やしていく

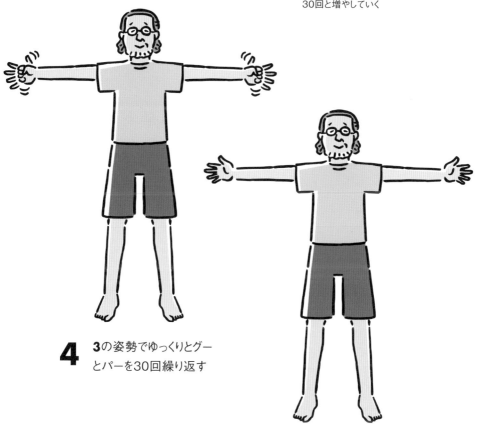

4 **3**の姿勢でゆっくりとグーとパーを30回繰り返す

3 両手を左右横にまっすぐ伸ばす

8

前腕の内側筋まで強化して
瓶詰めのふたを開ける力も強化

ペットボトル握力強化運動

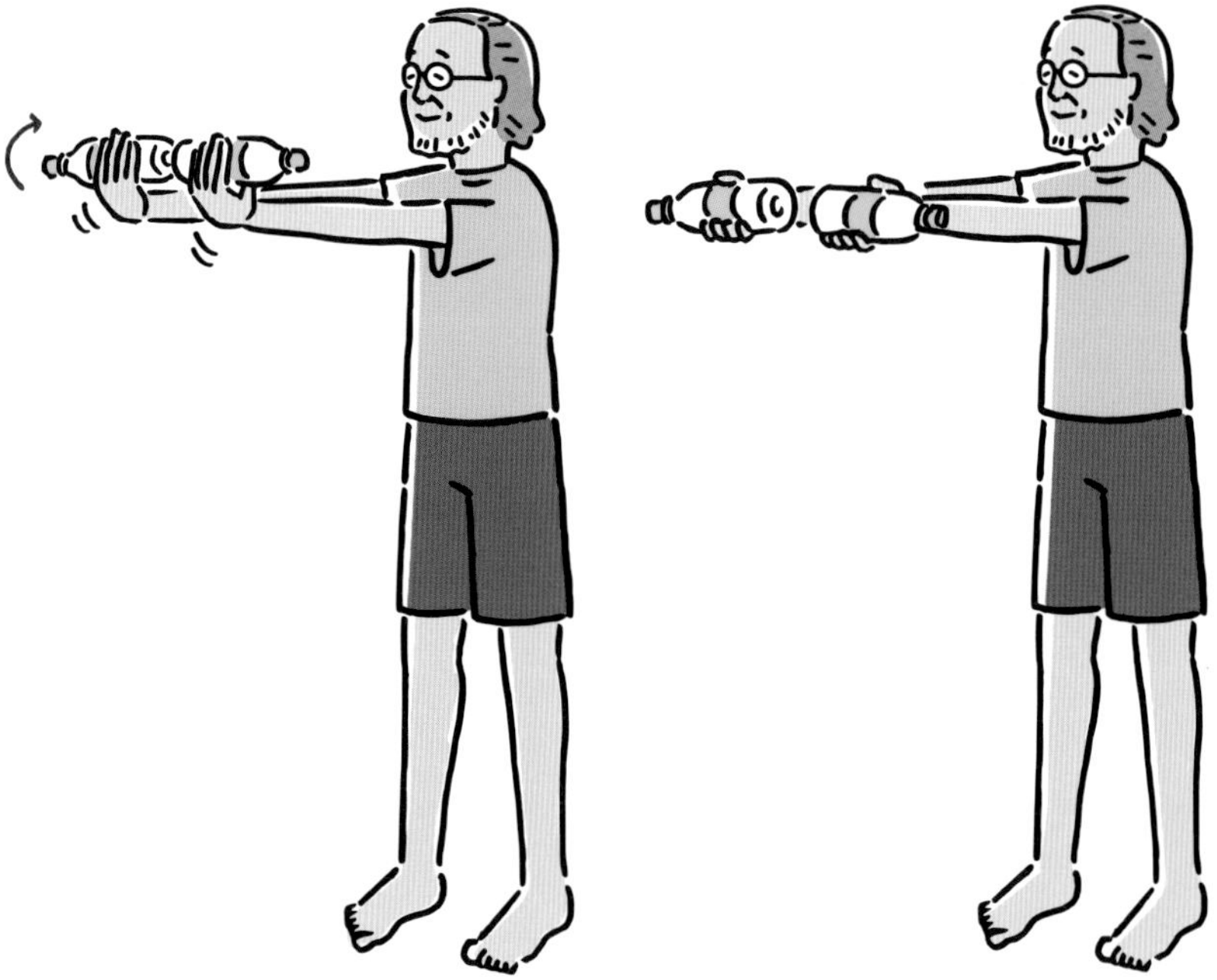

1 飲料の入った500mlのペットボトルを2本用意。左右の手に1本ずつ持ち、両手を胸の前にまっすぐ伸ばす

2 両手を伸ばしたまま、手首を巻き上げるようにしたら、手首を元に戻す。これを10回繰り返す

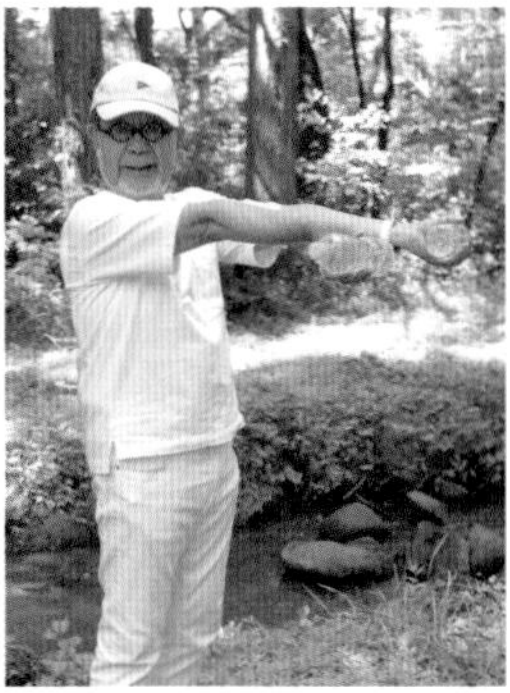

ポイント

●握力強化のためには、ペットボトルは手のひらで包まず、指で持つように意識するとよい。できない人は握るように持ってもよい。できるようになったら指で持つように

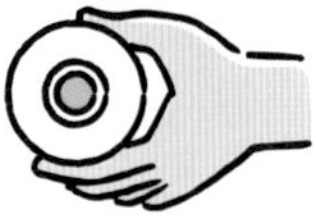

回数

1セット 10 回
×
1日 2 セット

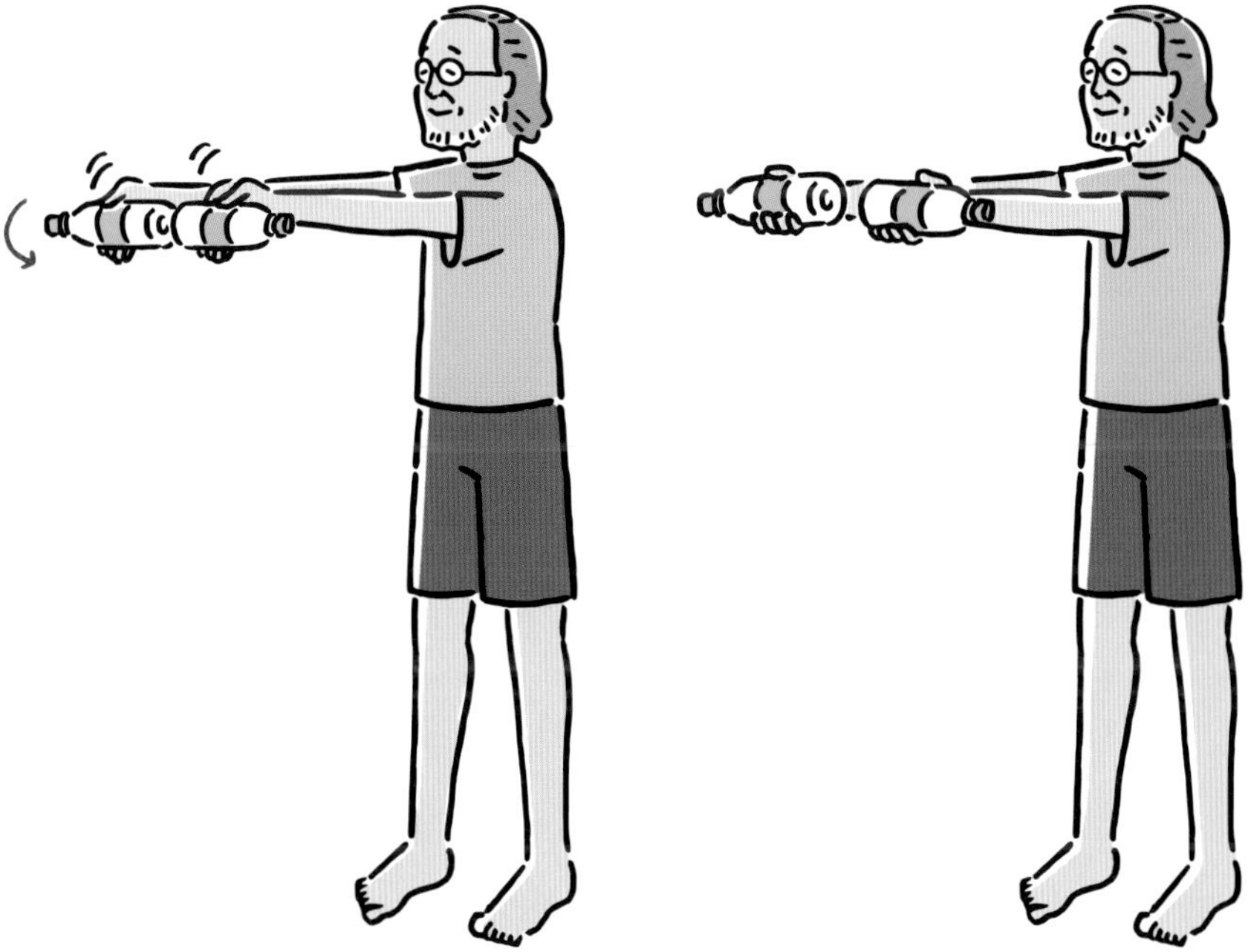

4 両手を伸ばしたまま、手首を下に向けたら、手首を元に戻す。これを10回繰り返す

3 1と同じように、ペットボトルを持った両手を胸の前にまっすぐ伸ばす

この運動をした翌日はグーパー運動、というふうに毎日交互に続ける

90歳まで買物に行って荷物が持てるよう上半身の筋肉を強化して腰痛も予防

ひざ立ち腕立てふせと壁立てふせと指立てふせ

上半身の筋肉で重要なのは腹筋と背筋です。姿勢をまっすぐ保つためには、しっかりした腹筋と背筋が必要です。姿勢がよいと気持ちが前向きになり、いろんなことにチャレンジしようという気持ちがわいてくるものです。

ただ、運動習慣のない人のなかには、腕立てふせが苦手な人が多いのも事実。でも、ひざ立ち腕立てふせや壁立てふせならできるでしょう。とくに壁立てふせは、壁との距離によって負荷を調節できるので、腕立てふせが苦手な女性におすすめ。

指立てふせは壁立てふせの応用で、指を壁に立てて壁立てふせを行うことで、握力も同時に鍛えられます。指立てふせを行った後、グーパー運動（34ページ）を行うと、握力がさらに強化できます。

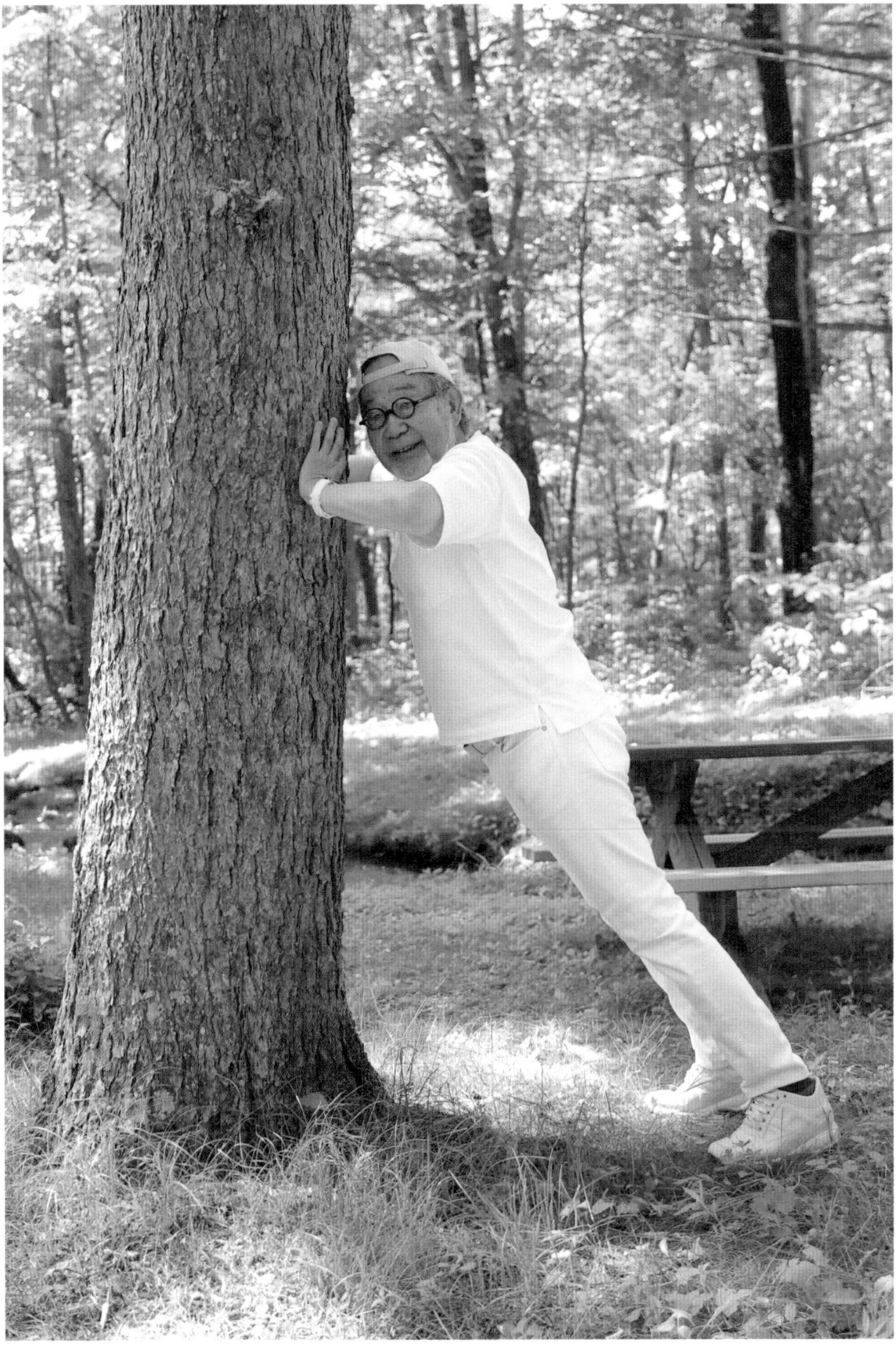

樹木を利用すれば、屋外でも壁立てふせができる。樹木（壁）からこのくらい離れると、かなりの負荷になる

9

胸や腕などの筋肉を増やし
腹筋や背筋も強化して腰痛を防ぐ

ひざ立ち腕立てふせ

1 うつぶせになり、両手は
肩幅より少し広く置く。
足は交差する

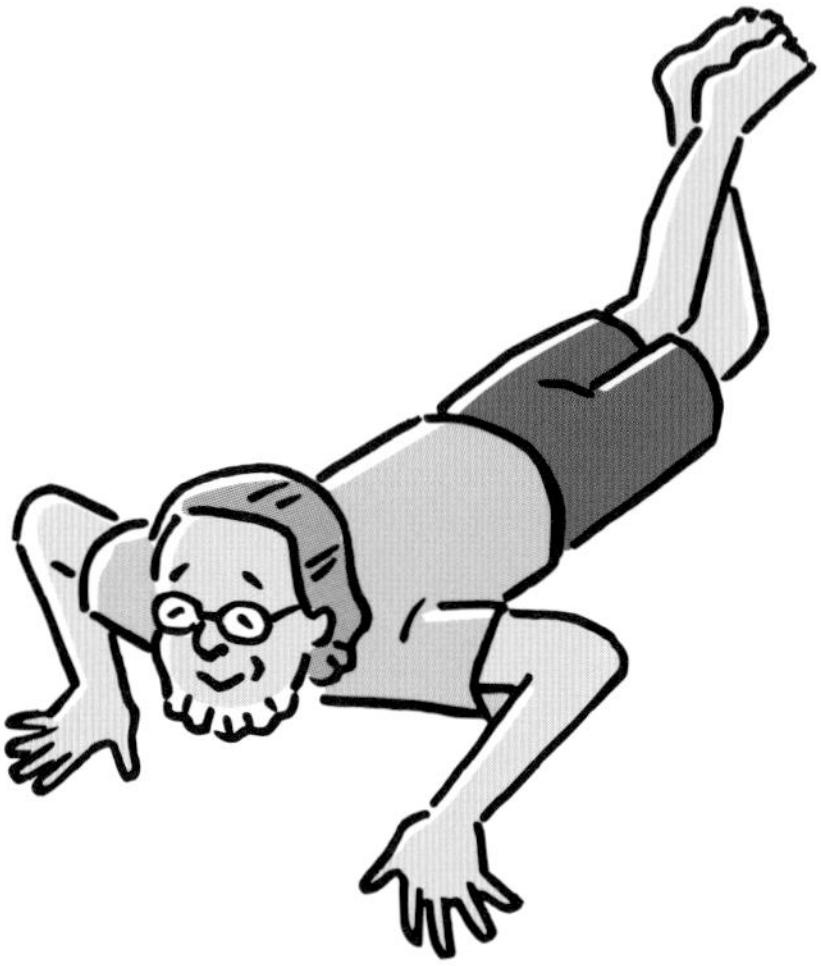

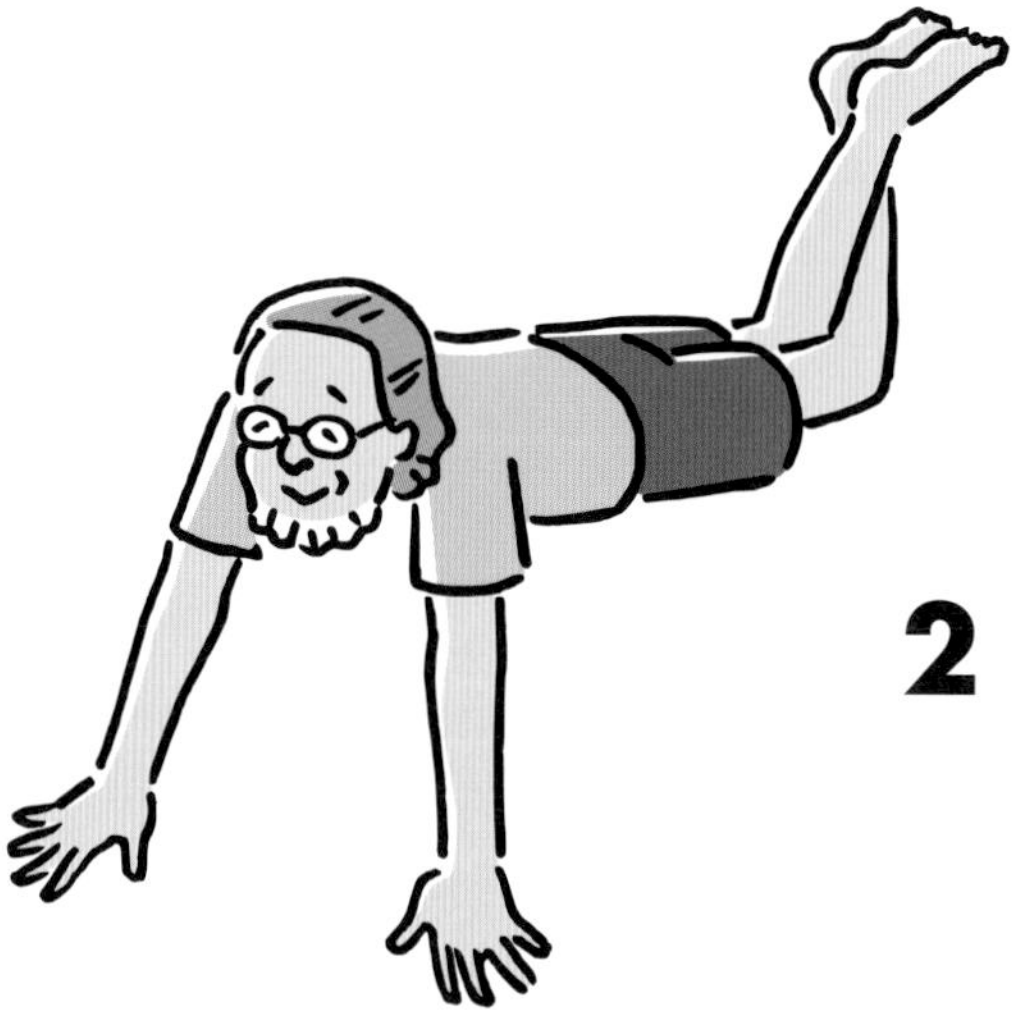

2 腕に力を入れ、ひざをつ
いたまま、体をゆっくり持
ち上げる

ステップアップ	ポイント	回数
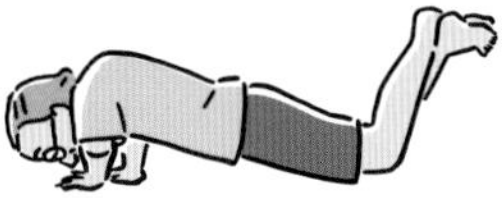 5回できるようになったら、1セットを10回に。また、体を床すれすれになるまで下ろすようになれれば、さらに筋力がアップ	●体を下ろすときは肩甲骨を寄せることを意識 ●呼吸は止めないようにする	1セット 5 回 × 1日 2 セット

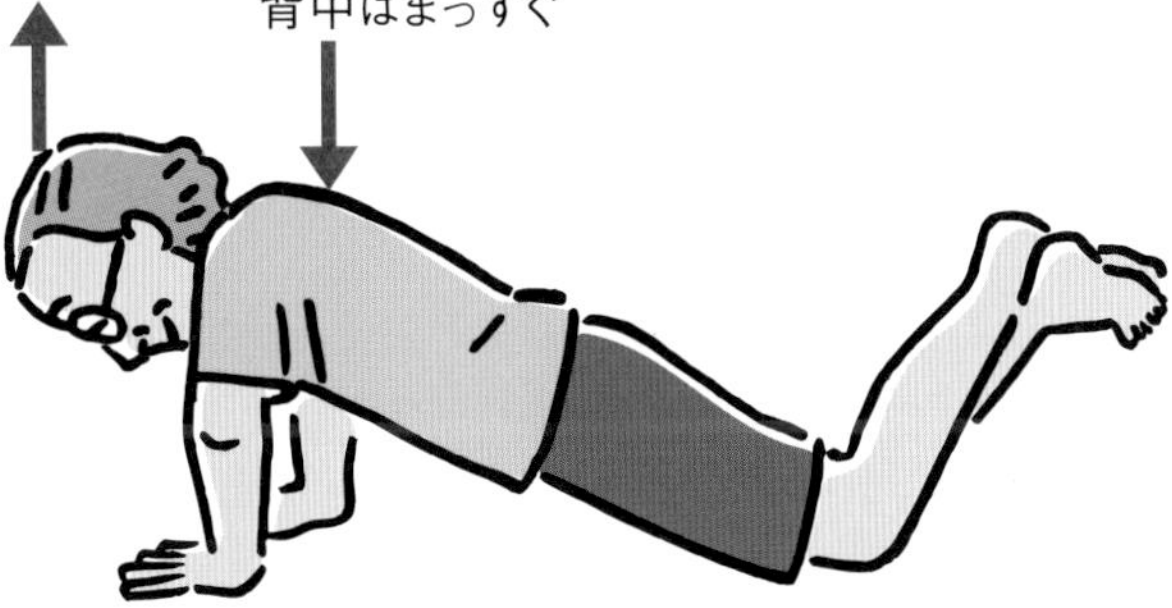

3 腕に力を入れたまま、ゆっくりと体が地面と30度くらいになるまで下ろす

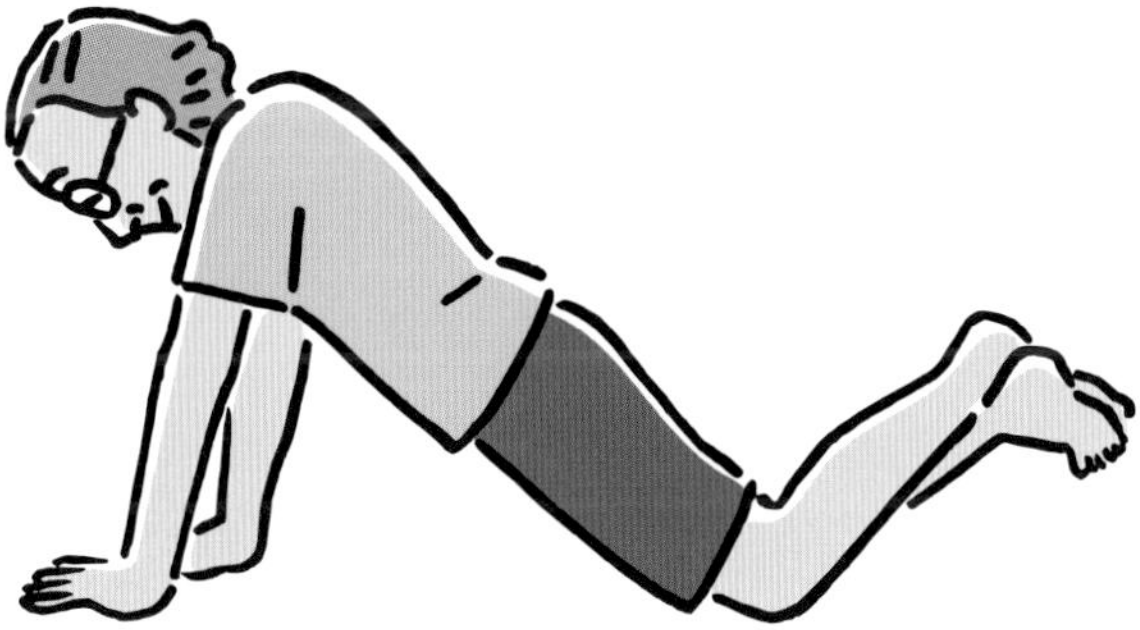

4 腕に力を入れ、再び体をゆっくり持ち上げる。**3**～**4**を5回繰り返す。足を交差しない、ひざ立ち腕立てふせもやってみよう

10

腕立てふせが苦手な人でもできる
屋外でもできる簡単腕立てふせ

壁立てふせ

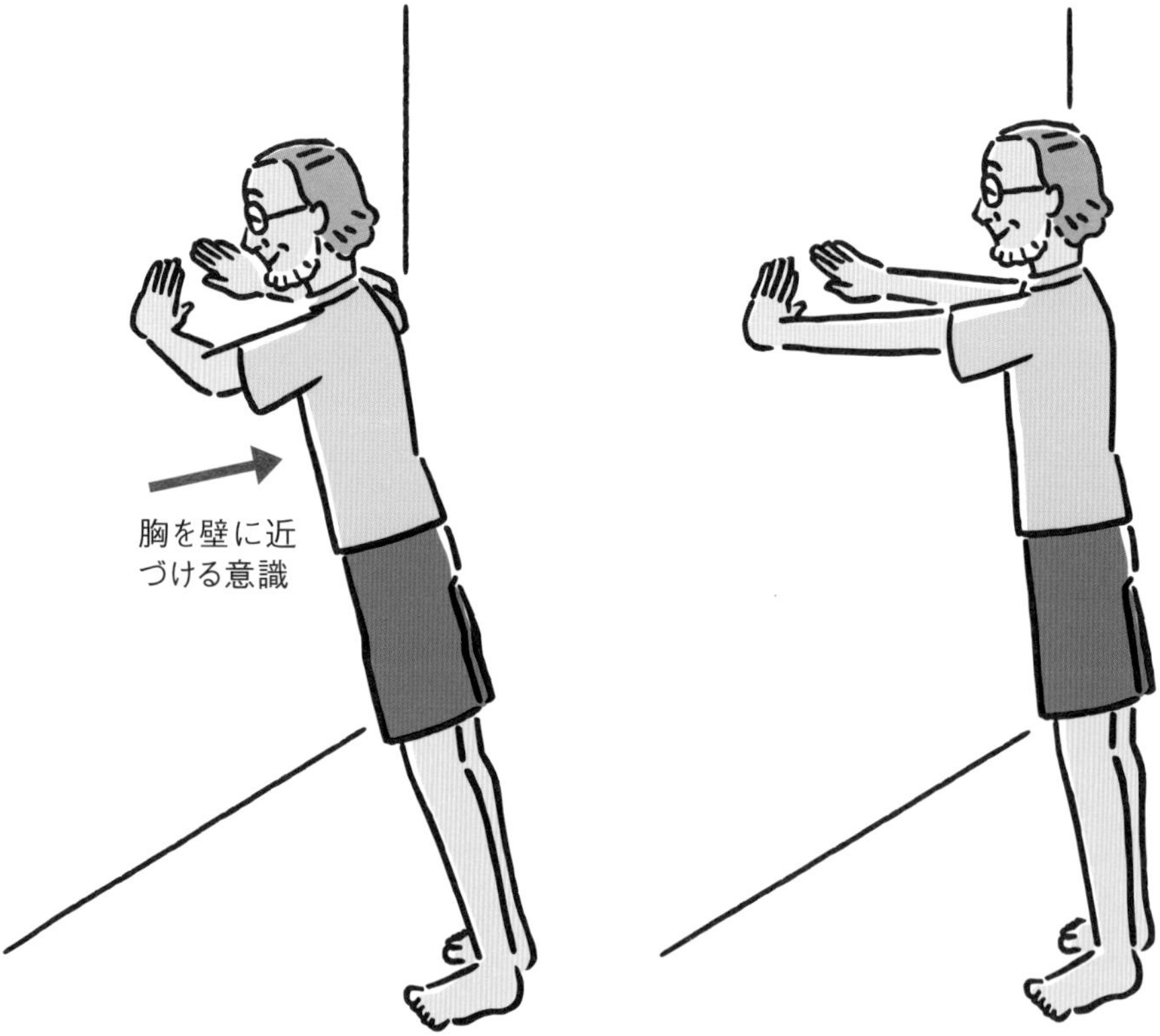

2 自分の体重を利用しながら、ゆっくりひじを曲げ、頭を壁に近づける

1 壁などから70cmほど離れて立ち、肩の高さで、手をハの字につく（負荷を軽くしたい場合は、壁に近づき、肩より高い位置に手をつく）

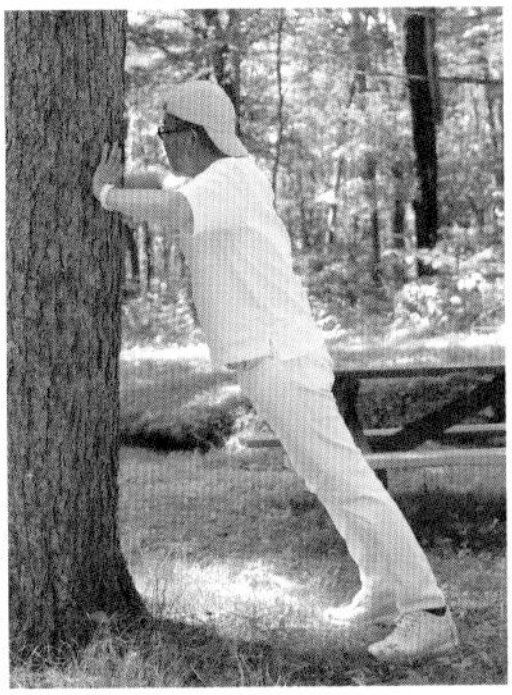

ポイント

●背中が丸くならないように、背筋はまっすぐ伸ばす

●呼吸は止めないようにする

回数

1セット 10 回
×
1日 2 セット

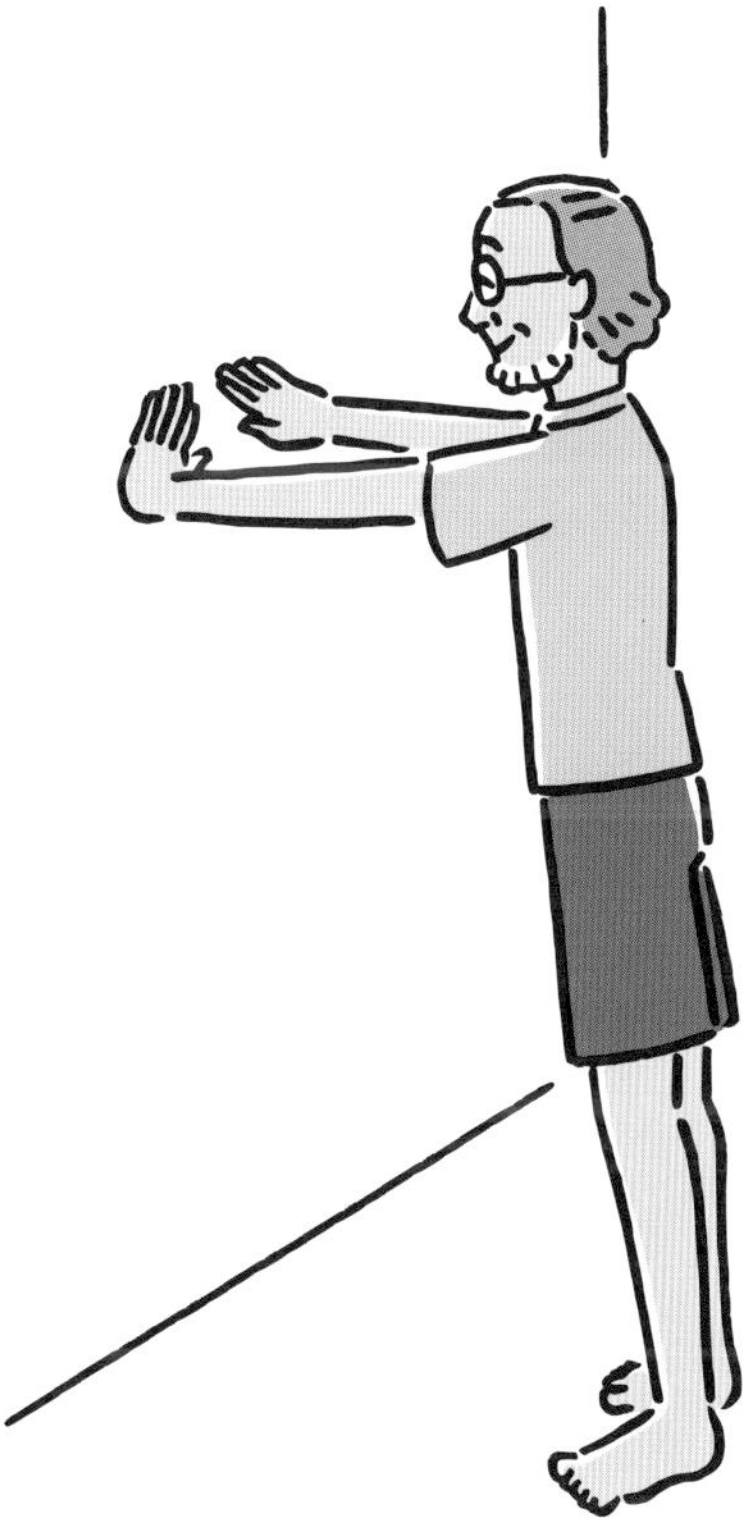

ステップアップ

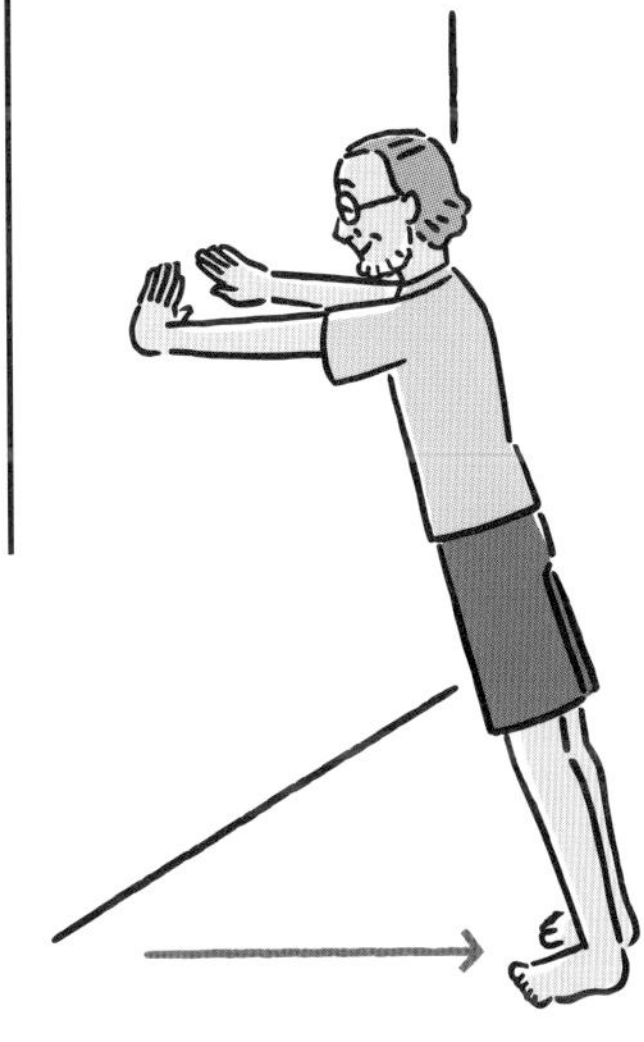

足の位置を壁から70cm以上離すと、さらに筋力強化できる

3 その後、ゆっくり**1**の位置に戻す。これを10回繰り返す

11

壁立てふせに慣れたらチャレンジ!
上半身の筋肉を鍛えながら握力も強化

指立てふせ

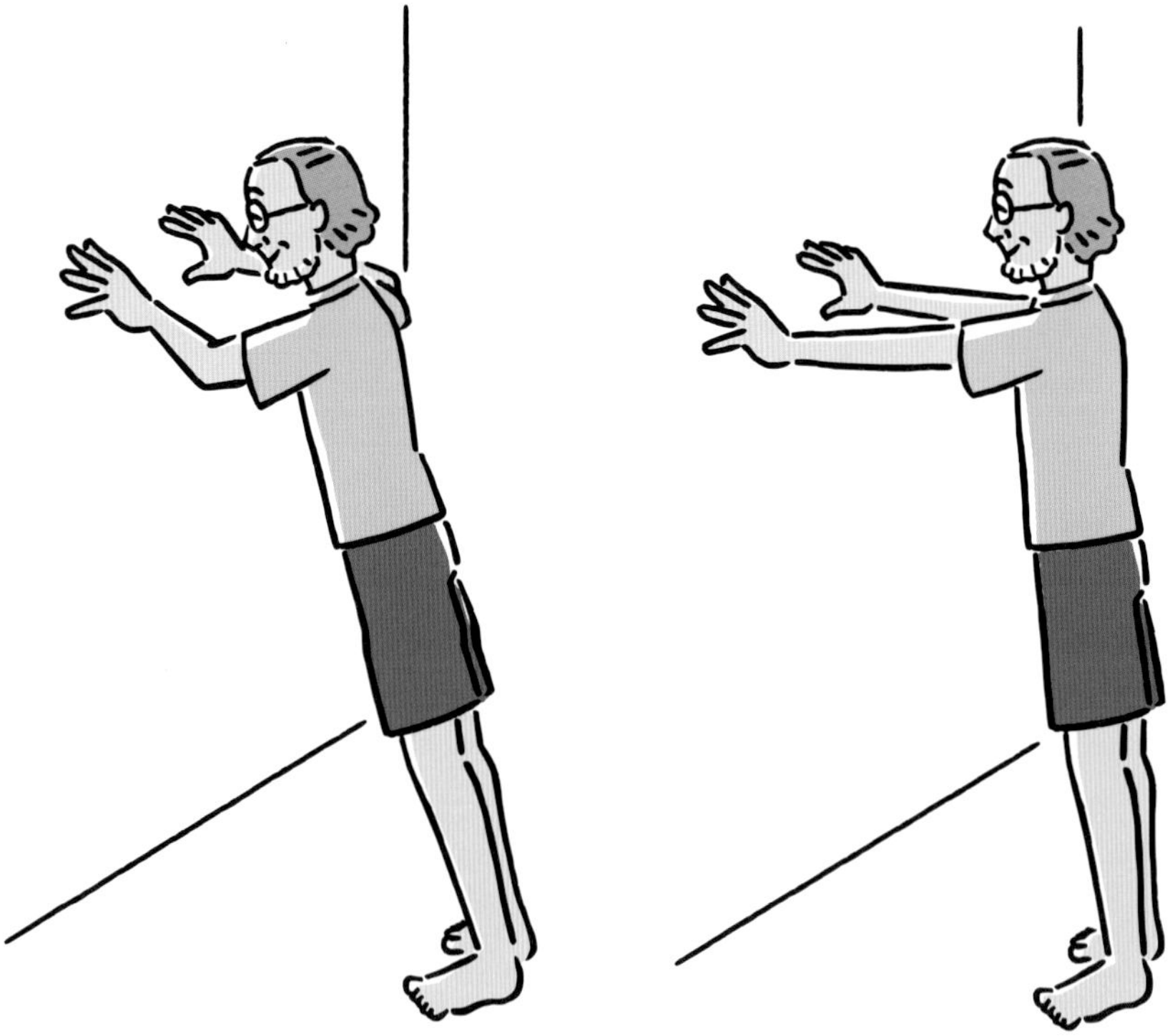

2 ゆっくりひじを曲げ、頭を壁に近づける

1 壁から70cmほど離れて立ち、肩の高さで、指を立てて壁につく

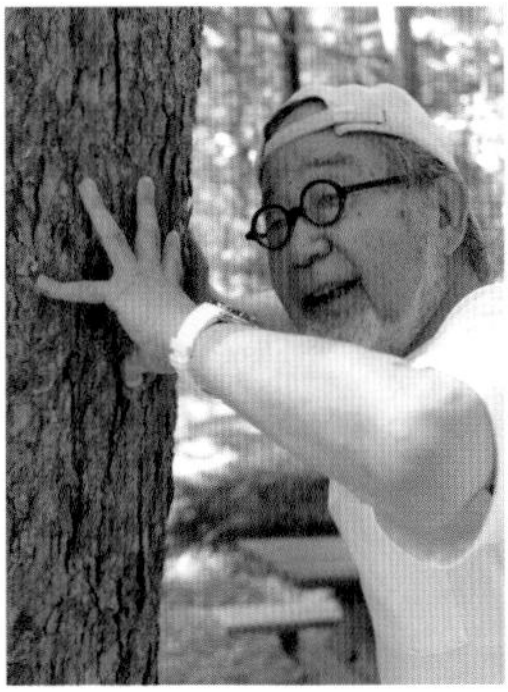

ポイント

●頭を壁に近づけるとき、かかとが床から離れないように

●呼吸は止めないように

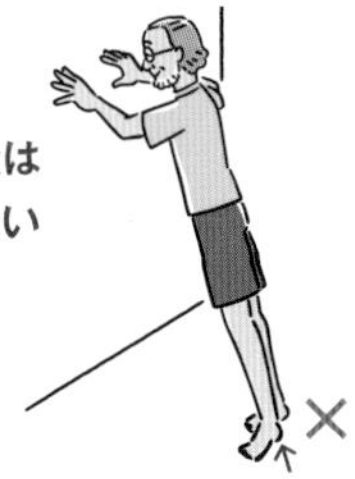

回数

1セット **5** 回

×

1日 **3** セット

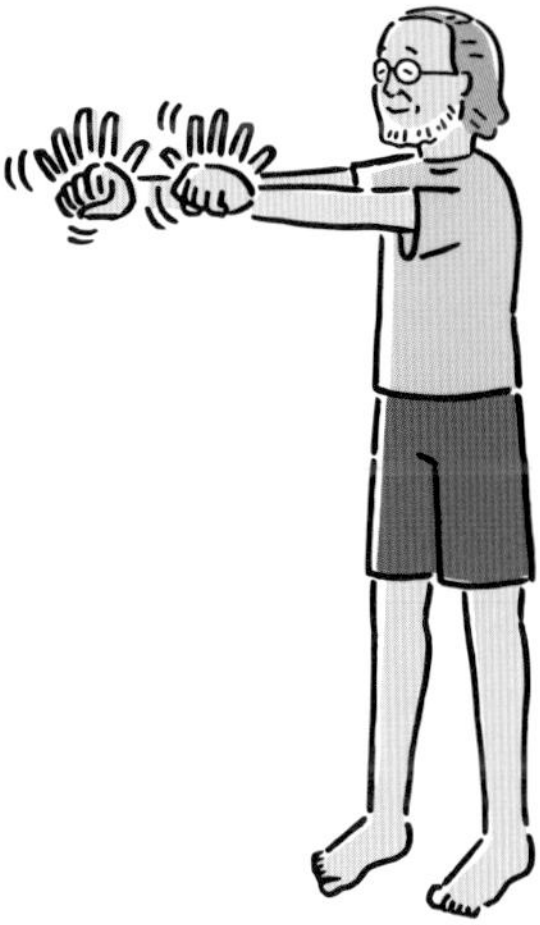

指立てふせの後にグーパー運動を20回ほど行うと、握力がさらに強化

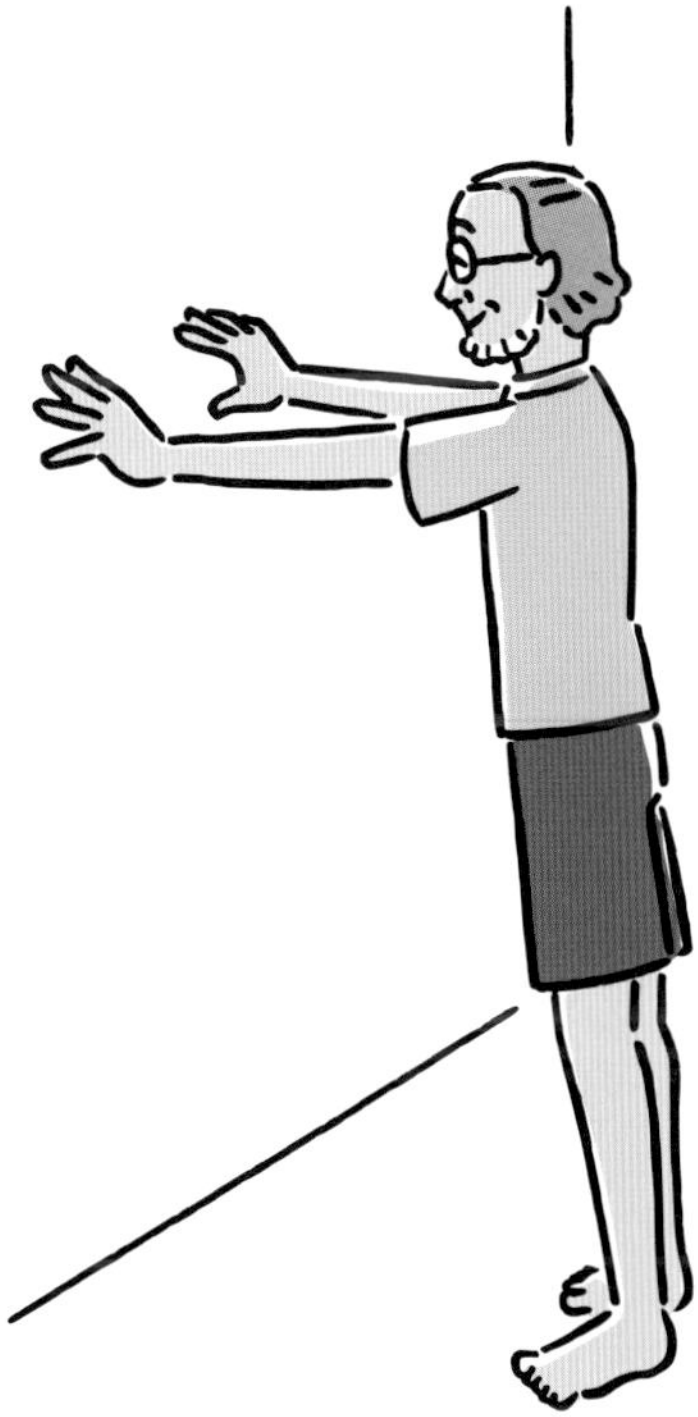

3 ゆっくり**1**の位置に戻す。これを10回繰り返せたら合格

ひざ立ち腕立てふせ、ひざ立ちふせ、指立てふせを3日に1回ずつ行う

腹筋を強化するドローイングで、お腹まわりもスッキリ

お腹ひっこめ歩きと腹筋じゃばらつぶし

お腹ひっこめ歩き（ドローイング）と腹筋じゃばらつぶしは、腹筋を鍛える運動です。この運動で僕は腹囲が９㎝縮まり、メタボが改善しました。

お腹ひっこめ歩きは、腹筋を引っ張る運動で、お腹の真ん中の筋肉とわき腹の筋肉をつり上げるようなイメージで行います。両手を上げることで、腹筋がつり上がりやすくなります。

これに対し、腹筋のじゃばらつぶしは、腹筋を収縮させる運動です。腹筋をじゃばらに見立てて、それを押しつぶすようなイメージで行います。目に見えない空き缶を縦につぶすようなイメージで行ってもかまいません（実際に空き缶を縦につぶすのは困難ですが）。自分がイメージしやすいほうで行ってください。

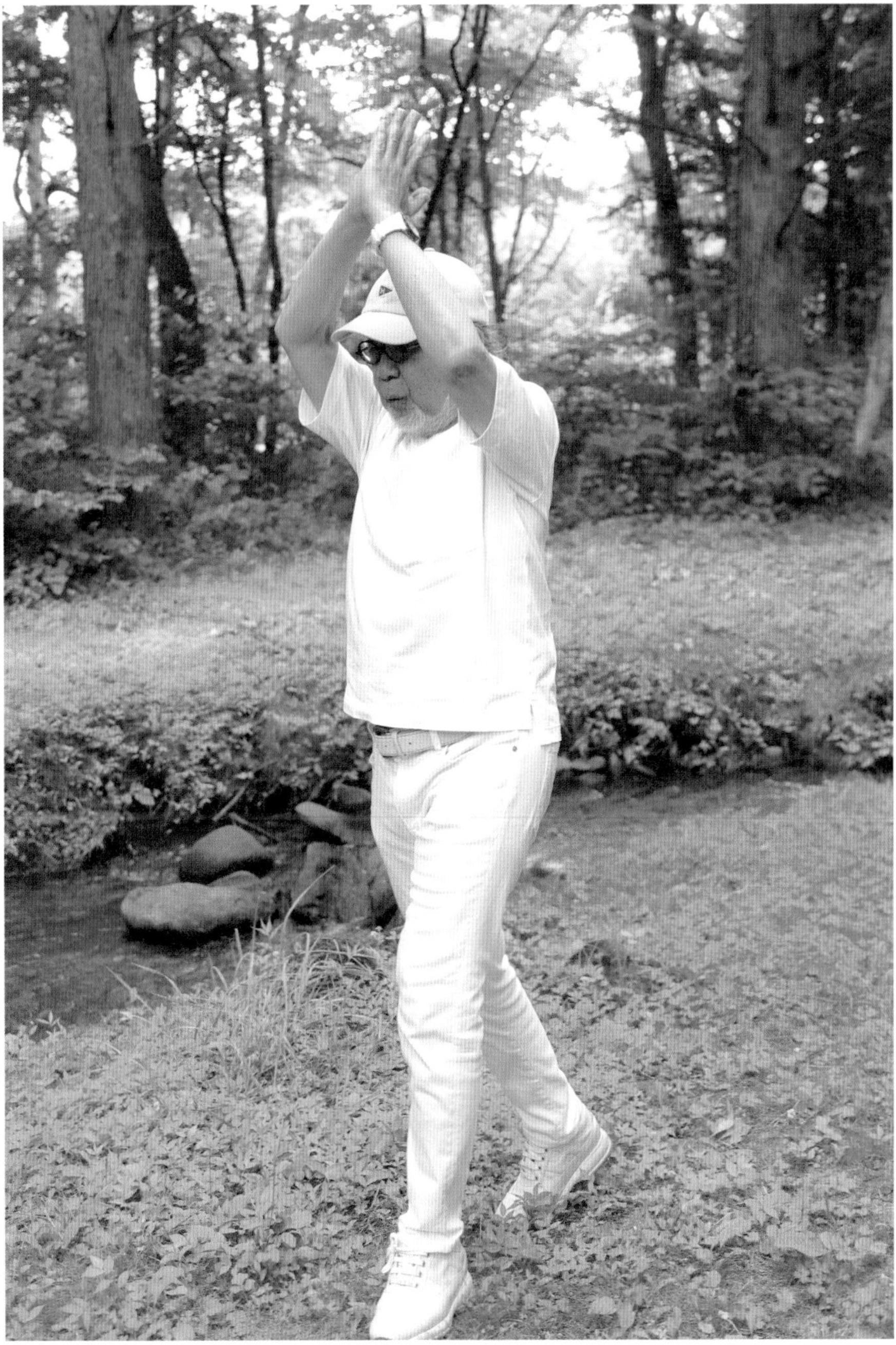

お腹ひっこめ歩きをする鎌田先生。この運動で腹囲が9cm縮まったという。腹筋をイメージして行うことが大事。手をさらに後ろにあげると腹直筋が引っぱられて効果が大きくなる

12

お腹の筋肉を引き上げて腹筋強化
ポッコリ腹がへこみウエストが引き締まる

お腹ひっこめ歩き
(ドローイング)

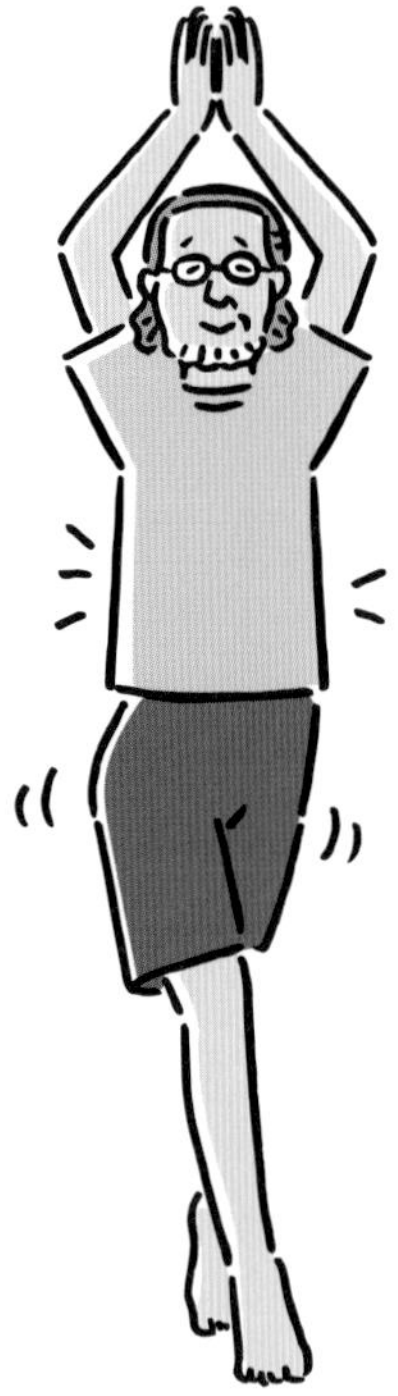

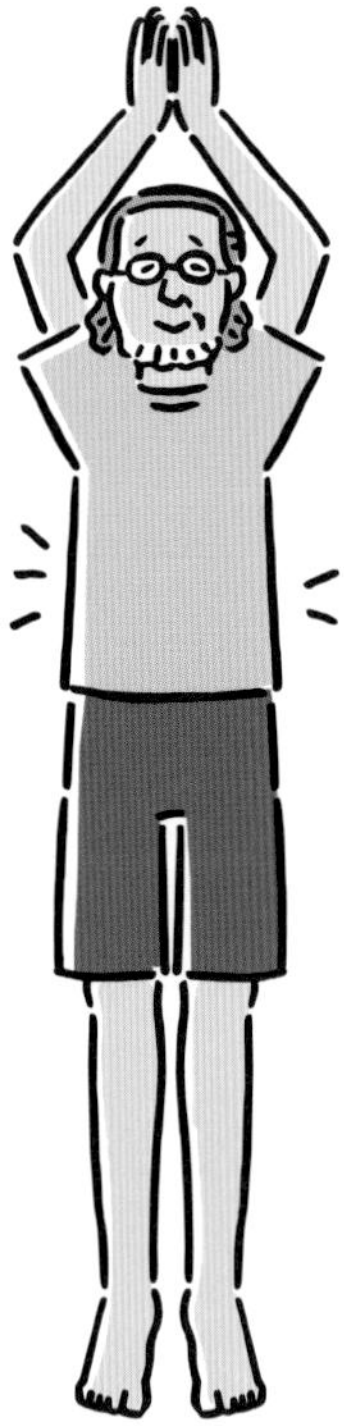

1 まっすぐ立った姿勢で、腕は頭の上にのばし、両手を合わせて、お腹の真ん中の筋肉とわき腹の筋肉を意識する

2 お腹の真ん中の筋肉とわき腹の筋肉をつりあげるようなイメージで、腕を上げたまま歩く。このときモンローウォークのように腰をプリプリさせる

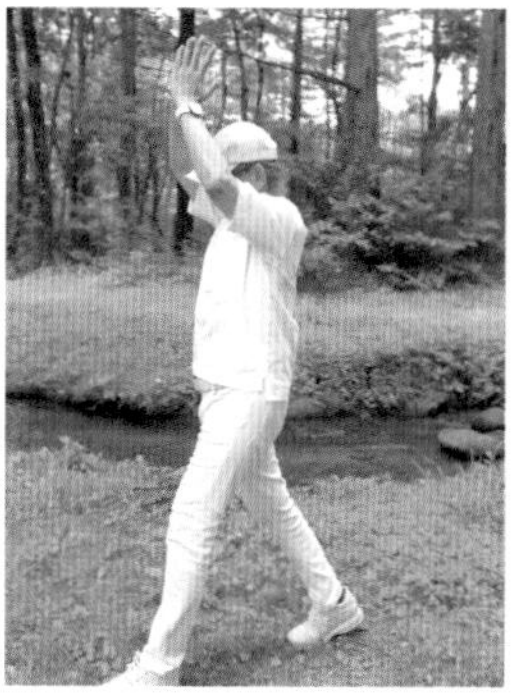

ポイント

●呼吸は腹をへこませたまま、ゆっくり吸ったり吐いたりする

回数

1セット 3 分
×
1日 2 セット

公道でやるときは…

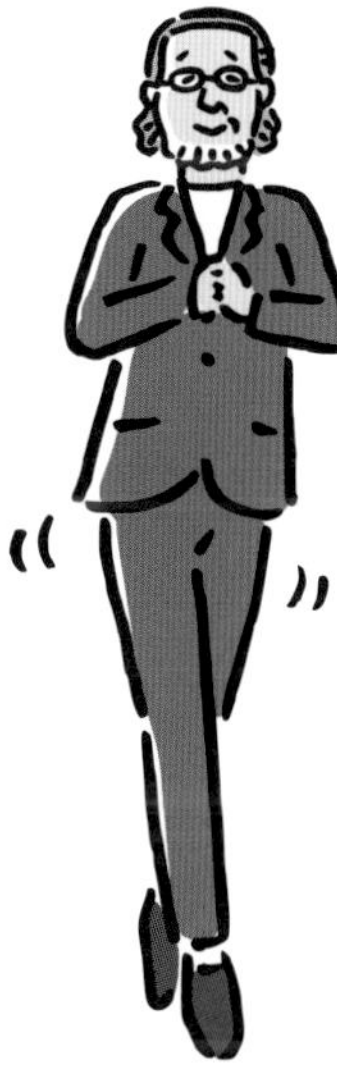

公道でやるときには、恥ずかしいので、手は普通にして、何くわぬ顔でお腹ひっこめ歩きでもよい

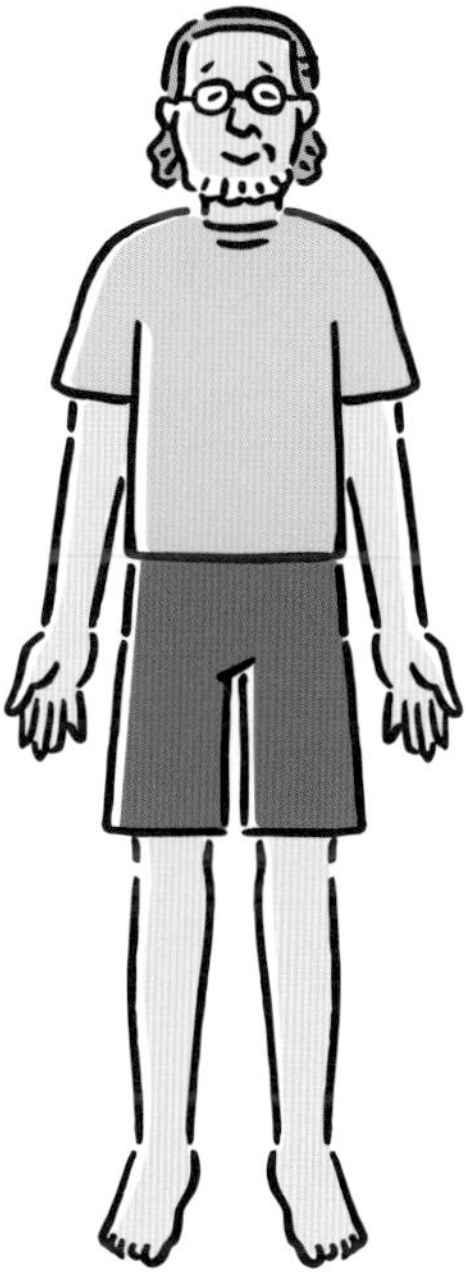

3 1分歩いたら、腹筋をゆるめてゆっくり歩き1分。休むときは腕を下げる。**2**をもう1分歩いて1セット

13

お腹の筋肉を縮めて腹筋強化
腹筋がまんべんなく鍛えられる

腹筋じゃばらつぶし

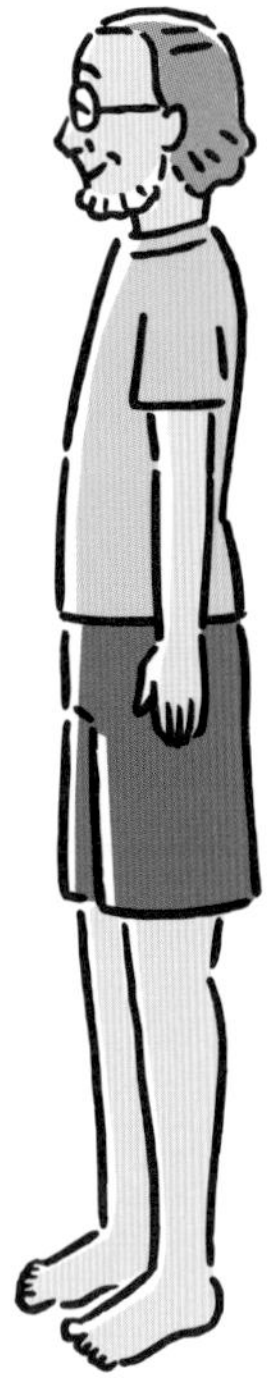

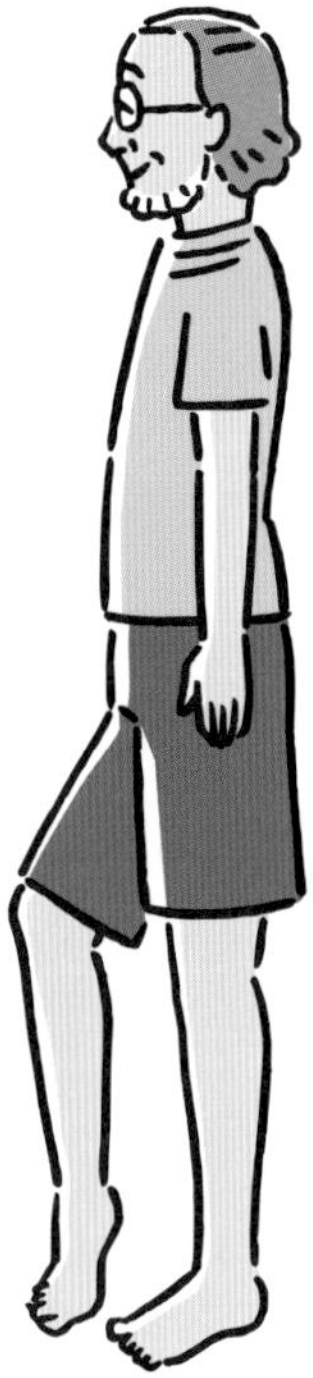

1 足をそろえてやや開き、まっすぐ立つ

2 右足を15cmほど前に踏み出し、右足のかかとを上げる

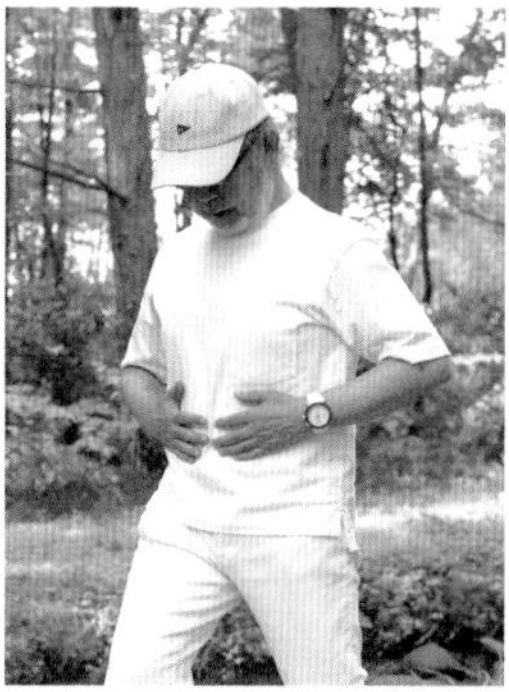

ポイント

●ときどき、お腹に手をあてて、腹筋が縮まっているかどうかを確認して行うとよい

回数

1セット
左5回＋右5回
×
1日2セット

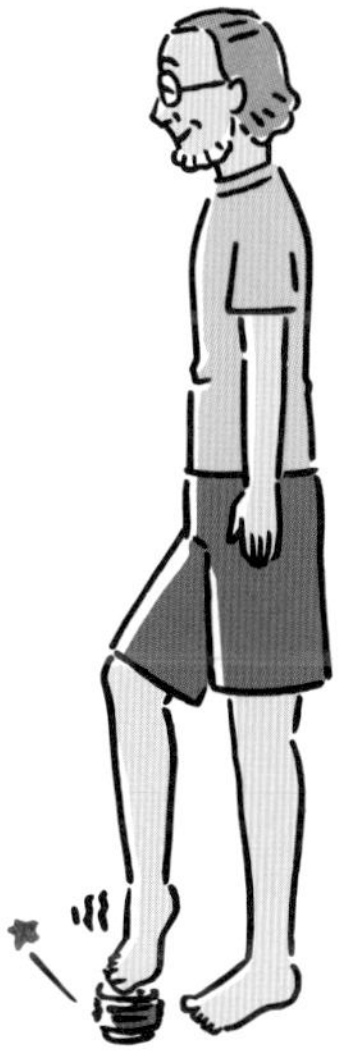

じゃばらをイメージしにくい人は、足で空き缶を縦につぶすようなイメージで行ってもよい

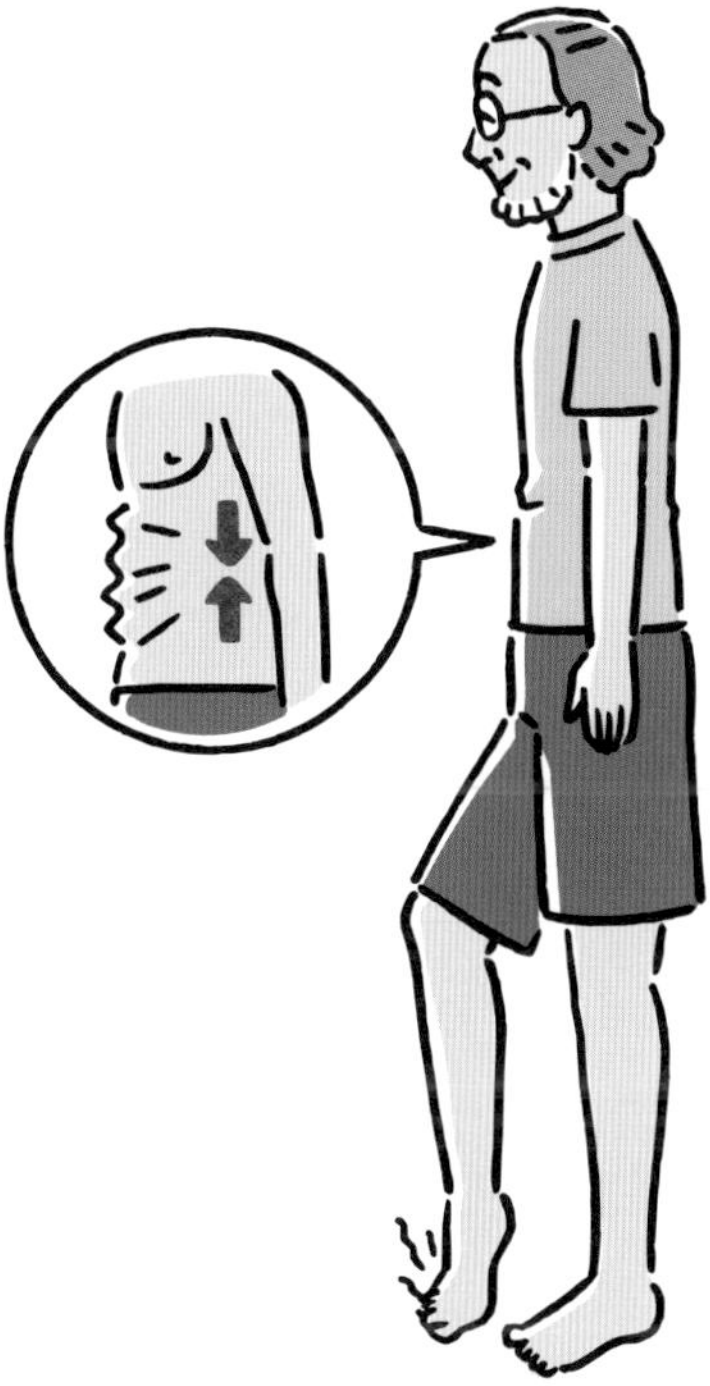

3 腹筋を縮めるようにしながら、じゃばらをつぶすようなイメージで、右足の甲に力を入れ、10秒静止してから、ゆるめる。左足も同じように行い左右5回繰り返す

最初のうちは、お腹ひっこめ歩きをやった翌日は腹筋じゃばらつぶしをやる、というふうに、毎日交互に続ける。慣れてきたら、2つの運動を続けて行ってもよい。その時は1日1セット

90歳になってもスポーツができるハイレベル筋活

ダイヤゴナル・エクササイズと簡単ブリッジとパワーアップ・ブリッジ

ダイヤゴナル・エクササイズ（手足の2点支え）は、とても難易度の高い運動ですが、3カ月も続けると安定してきます。大変だけど、すごく効果があり、これができるようになると、体は10歳は若返るでしょう。僕も3年ほど前に始めたときはできませんでした。軽々とやれるようになったときはうれしかったですね。

ブリッジ（簡単ブリッジとパワーアップ・ブリッジ）も難易度が高い運動です。僕の経験から、ブリッジができる人は脳卒中になっても、寝たきりにならない人が多いという印象があります。リハビリ中におしめを換えるとき、本人はもちろん、介護の人も楽になります。ブリッジができる人は、筋肉があるので、万が一倒れても、リハビリがうまくいき、また歩いて病院から帰ってくることができるのです。

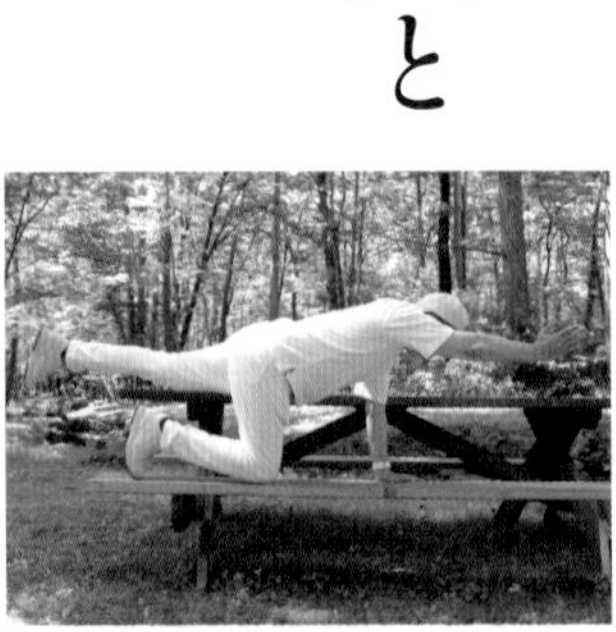

ダイヤゴナル・エクササイズを行う鎌田先生。できるようになったときはうれしかったそう

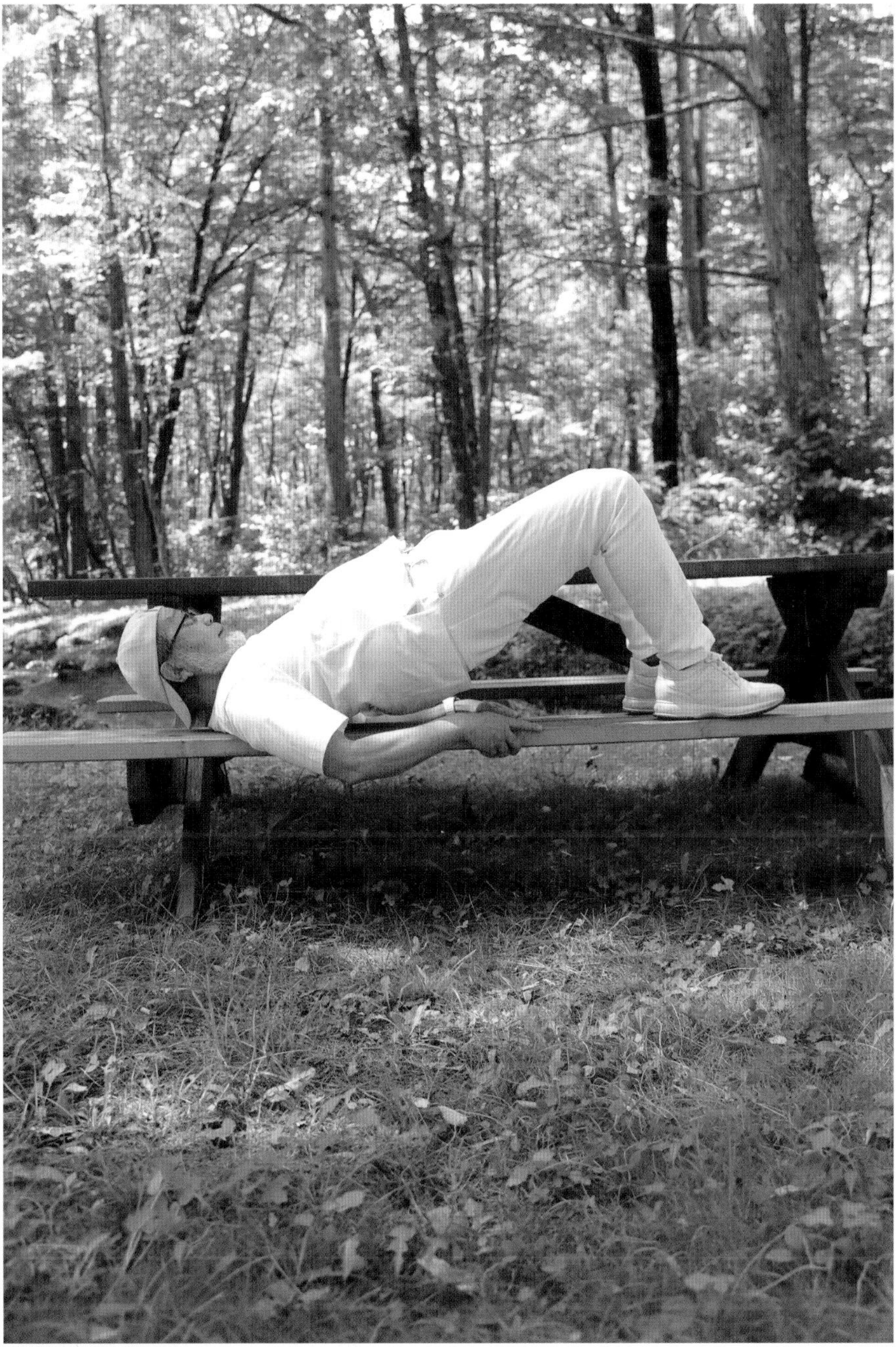

簡単ブリッジを行う鎌田先生。ブリッジで鍛えられる筋肉が強化されていると、脳卒中で倒れても社会復帰できる率が高いという

14

腕と脚の筋肉・腹筋・背筋を同時に強化
バランス感覚も強化され体幹が安定

ダイヤゴナル・エクササイズ

（手足の2点支え）

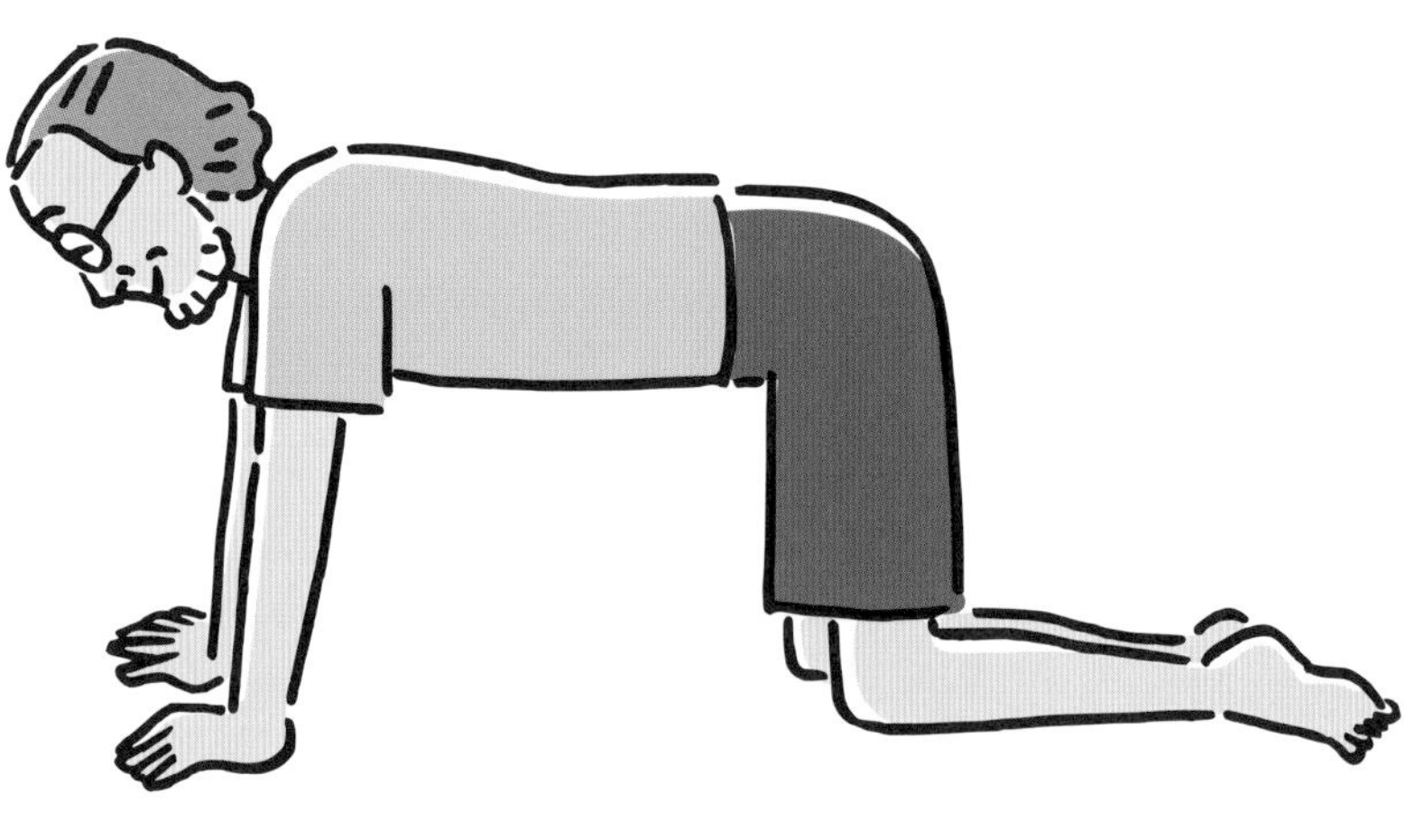

1 四つんばいになり、両手両足は肩幅ぐらいに開く（ひざは床につく）

この写真ではベンチの上で行っていますが、家の中で畳の上でやるのが安全です。

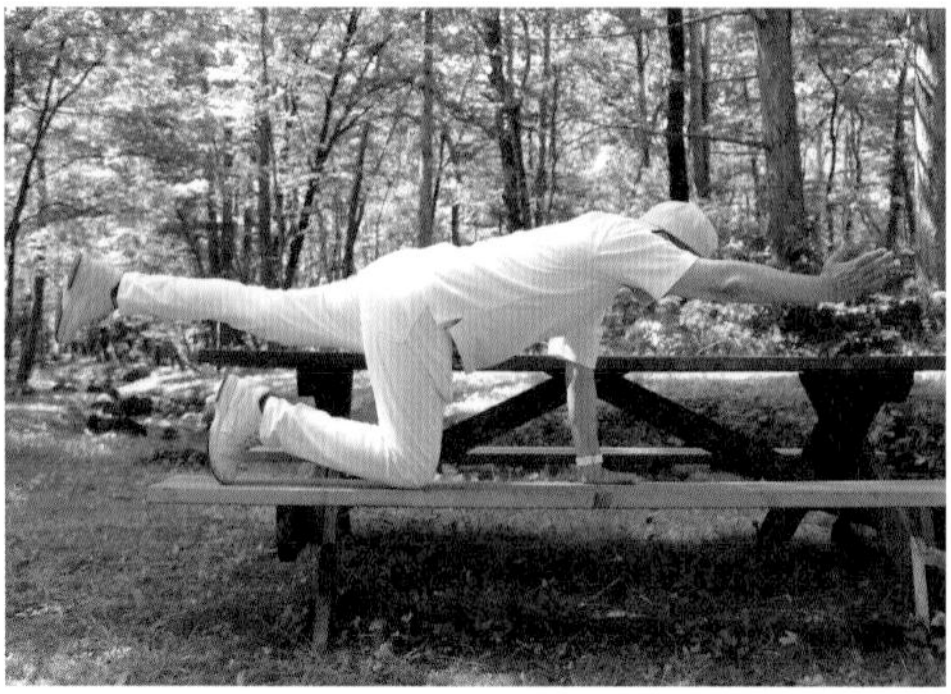

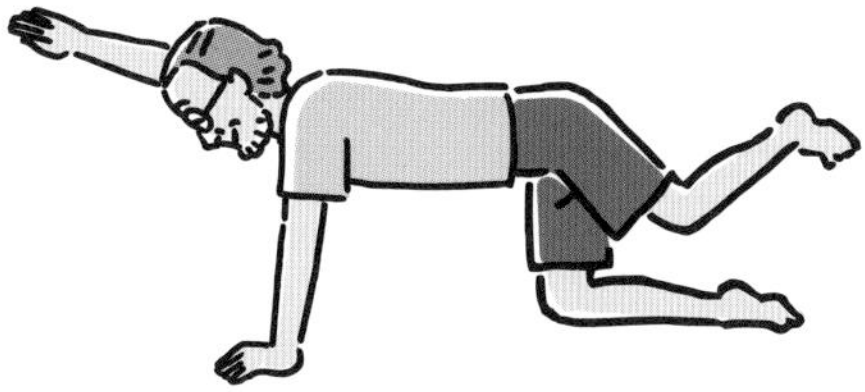

後ろに足が伸びない人は、足を曲げたまま上げてもよい。筋力がついてくれば、まっすぐ伸ばせるようになる

回数

1セット
左3回＋右3回
×
1日2セット

＊慣れてきたら1セット10回ずつにすると、さらに筋力アップ

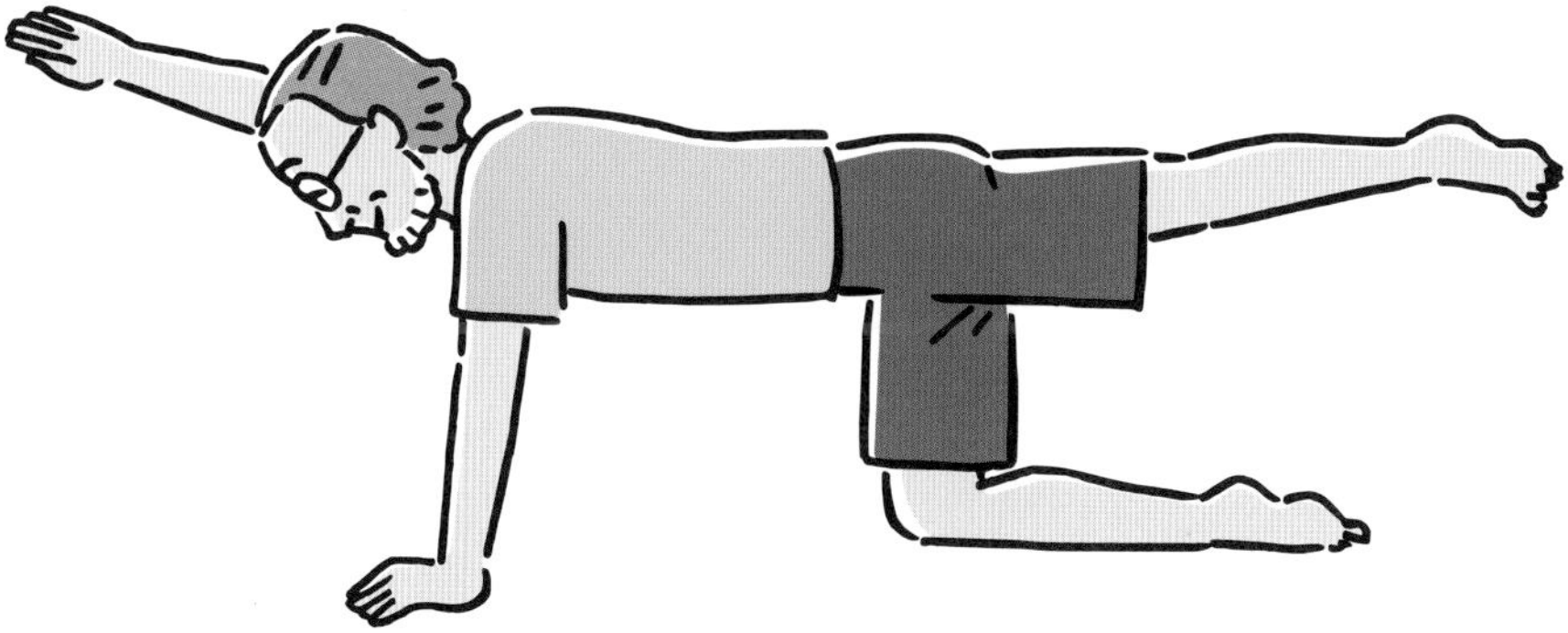

2 右手をまっすぐ前に伸ばすのと同時に、左足を後ろにまっすぐ伸ばす。3秒静止してから、元の姿勢に戻す。これを連続して3回行う

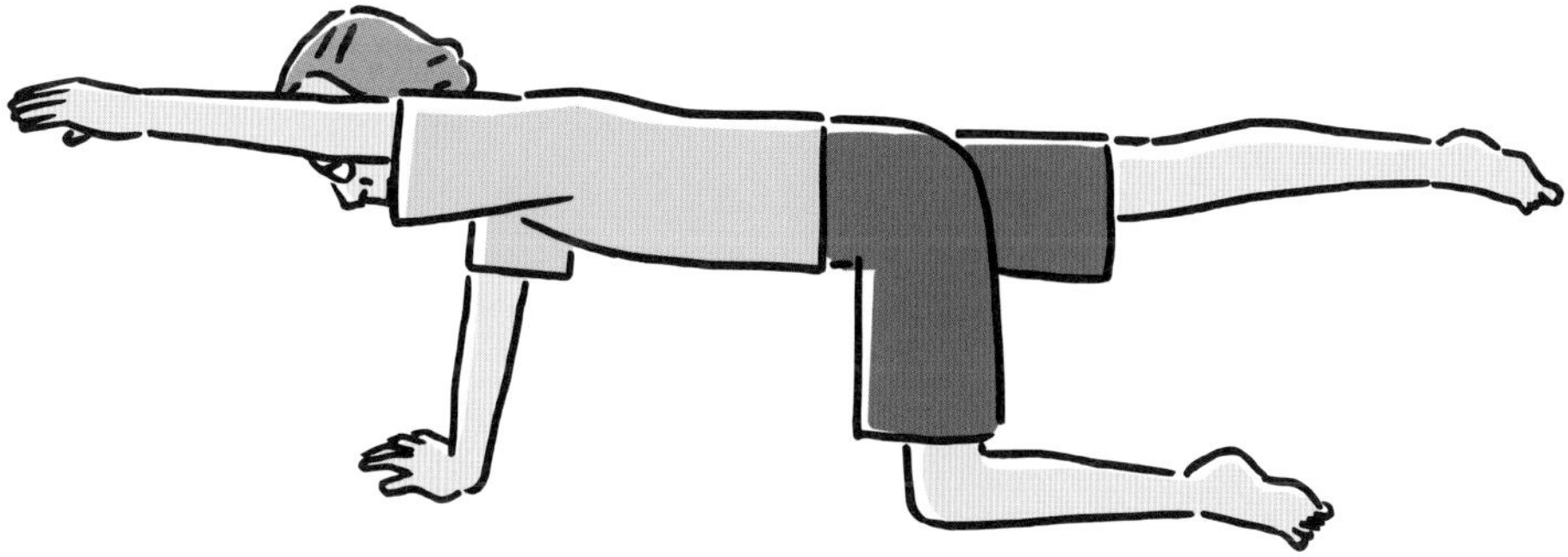

3 今度は左手をまっすぐ前に伸ばすのと同時に、右足を後ろにまっすぐ伸ばす。3秒静止してから、元の姿勢に戻す。できるようになったら左右それぞれ連続10回やってみる

15

腹筋と背筋･お尻の筋肉も強化
体幹が安定して美尻になる

簡単ブリッジ

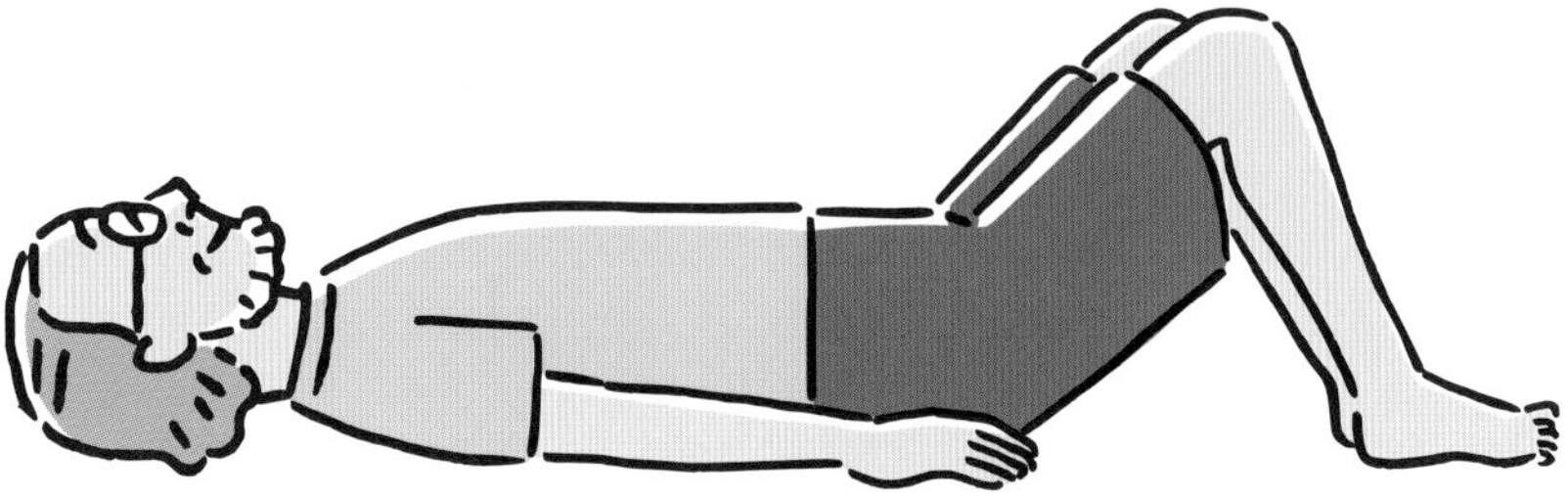

1 あおむけになり、足裏を床につけたまま、両ひざを90度に曲げて立てる。手は自然に床におく

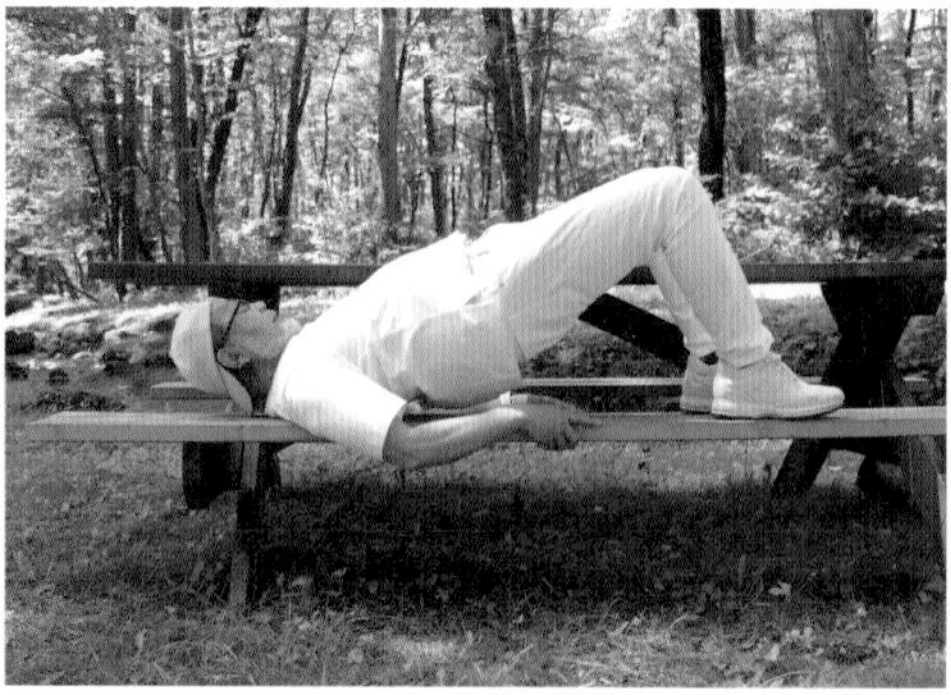

ダイヤゴナル･エクササイズをやった翌日は、簡単ブリッジというふうに、毎日交互に続ける。週１日は休んでよい

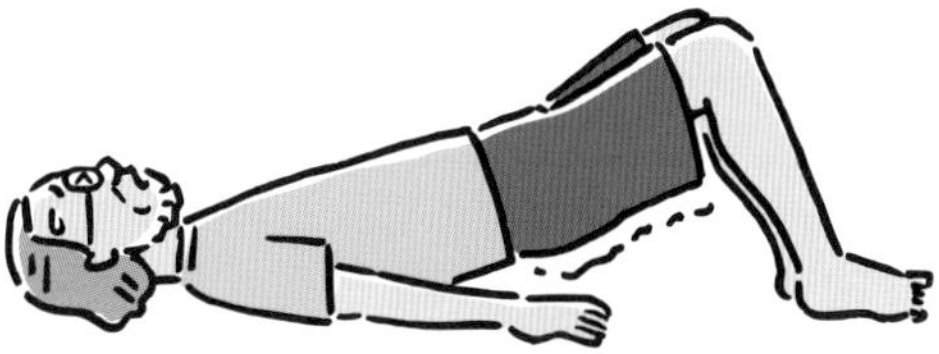

お尻を床から離したままお尻を持ち上げるのがむずかしい人は、お尻を床につけて、少し休んでからを繰り返してもよい

回数

1セット 10 回

×

1日 3 セット

＊最初は1セット3回でよい

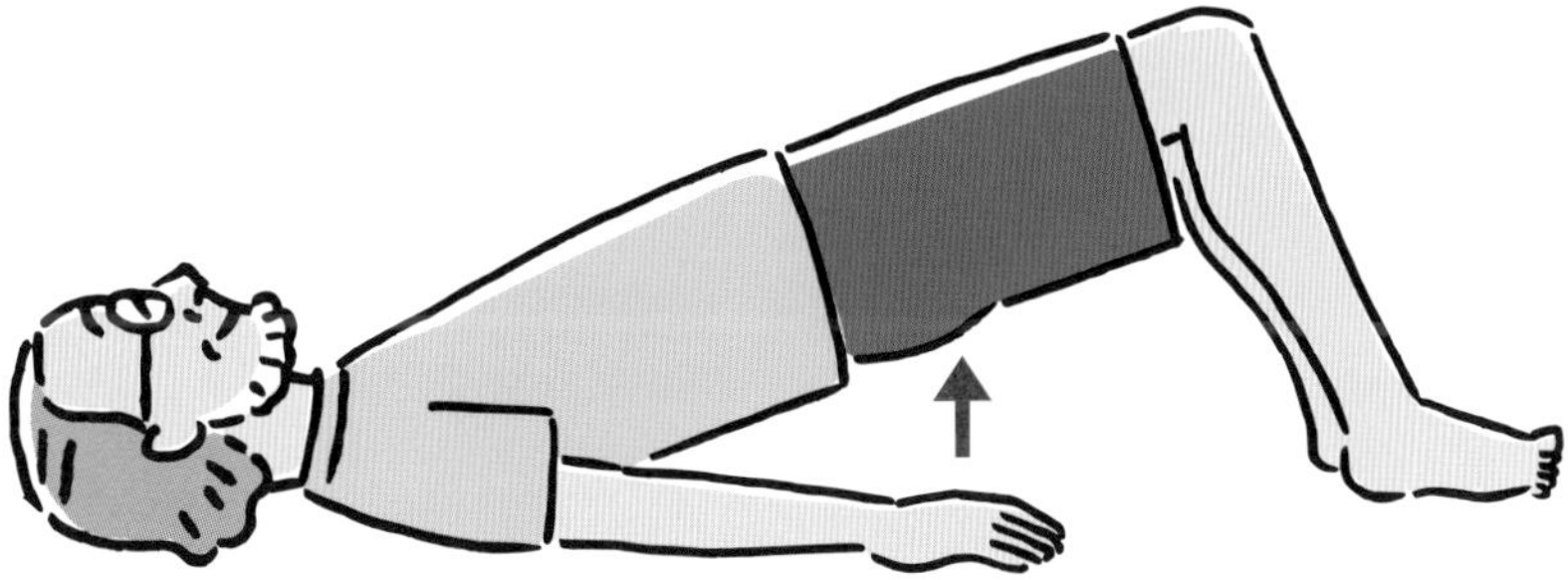

2 お尻を引き上げる。このとき、腹筋と背筋を意識して、ひざ、お尻、胸、肩が一直線に並ぶように

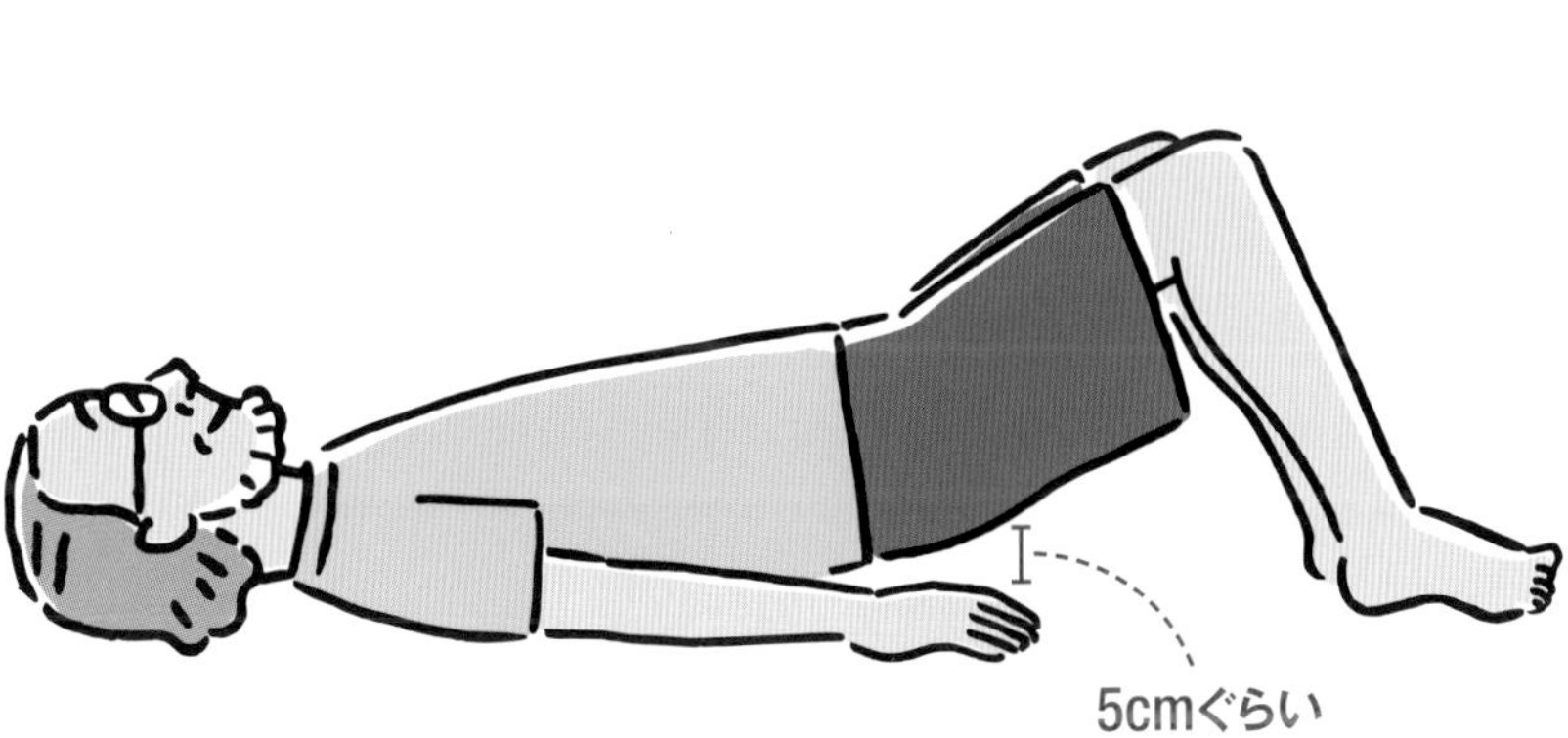

3 ひと呼吸静止してから、ゆっくりお尻を下げ、床から5cmくらい離れたところで止め、休みなく再びお尻を引き上げて、**2**の姿勢をとる。**2**〜**3**を10回繰り返す

16

腹筋・背筋・お尻の筋肉を強力に鍛える
リハビリが必要になっても早期に回復

パワーアップ・ブリッジ

（グルート・ブリッジ）

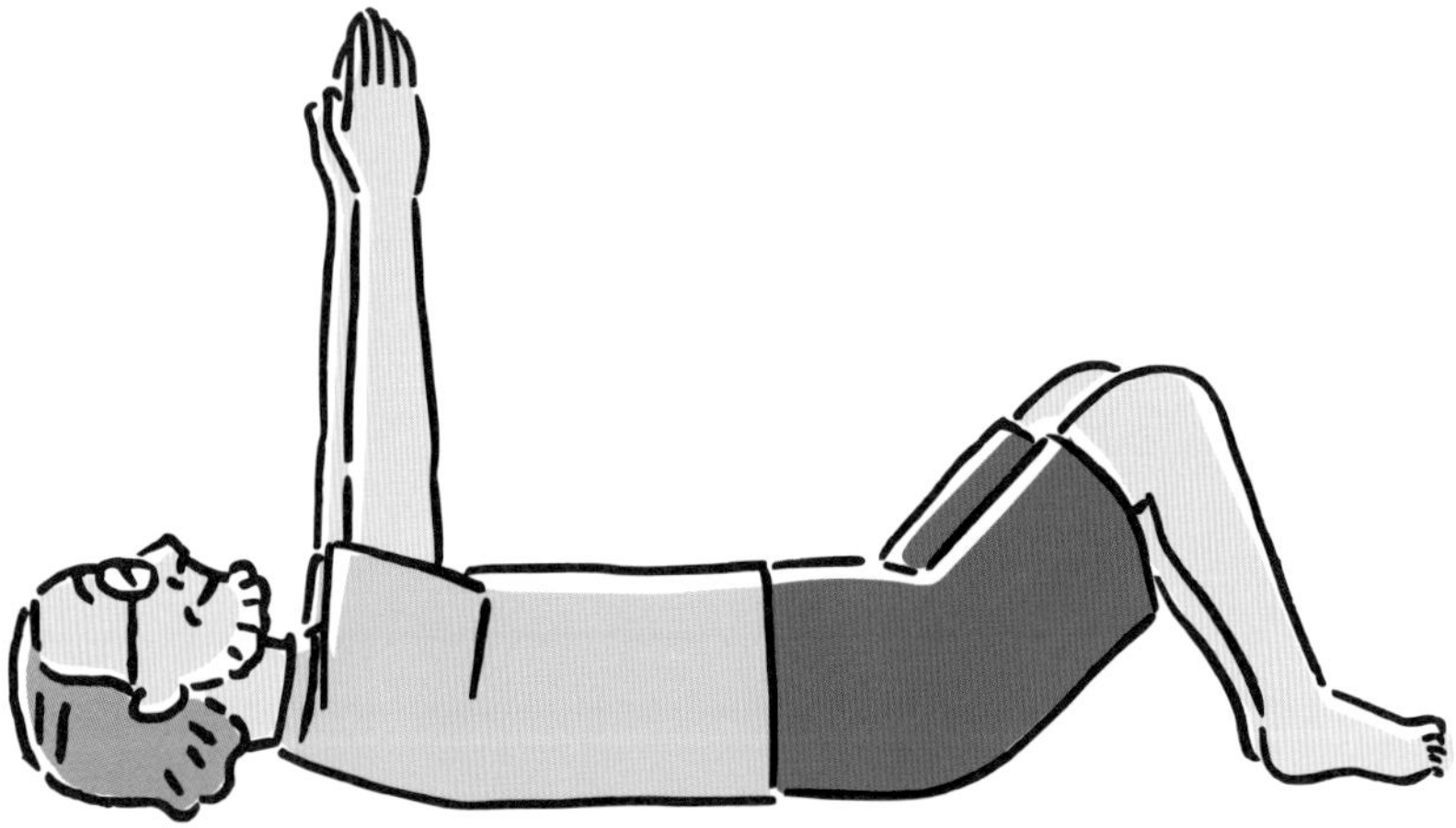

1 あおむけになり、両手は肩幅ぐらいに開いて、床から垂直に上げる。両ひざは90度に曲げて立てる

＊簡単ブリッジよりも5cmくらい足を前に出すとやりやすくなる

簡単ブリッジができるようになったら、パワーアップ・ブリッジにチャレンジ。できるようになったら、ダイヤゴナル・エクササイズと交互に1日おきに続ける。週1日は休んでよい

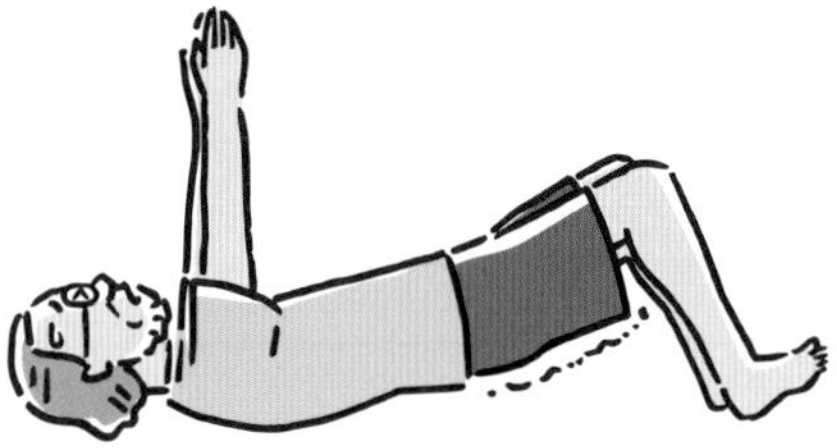

ひざ、お尻、胸、肩が一直線に並ばないなら、最初のうちは、お尻を上げるだけでもよい。だんだんできるようになる

回数

1セット 10 回

×

1日 3 セット

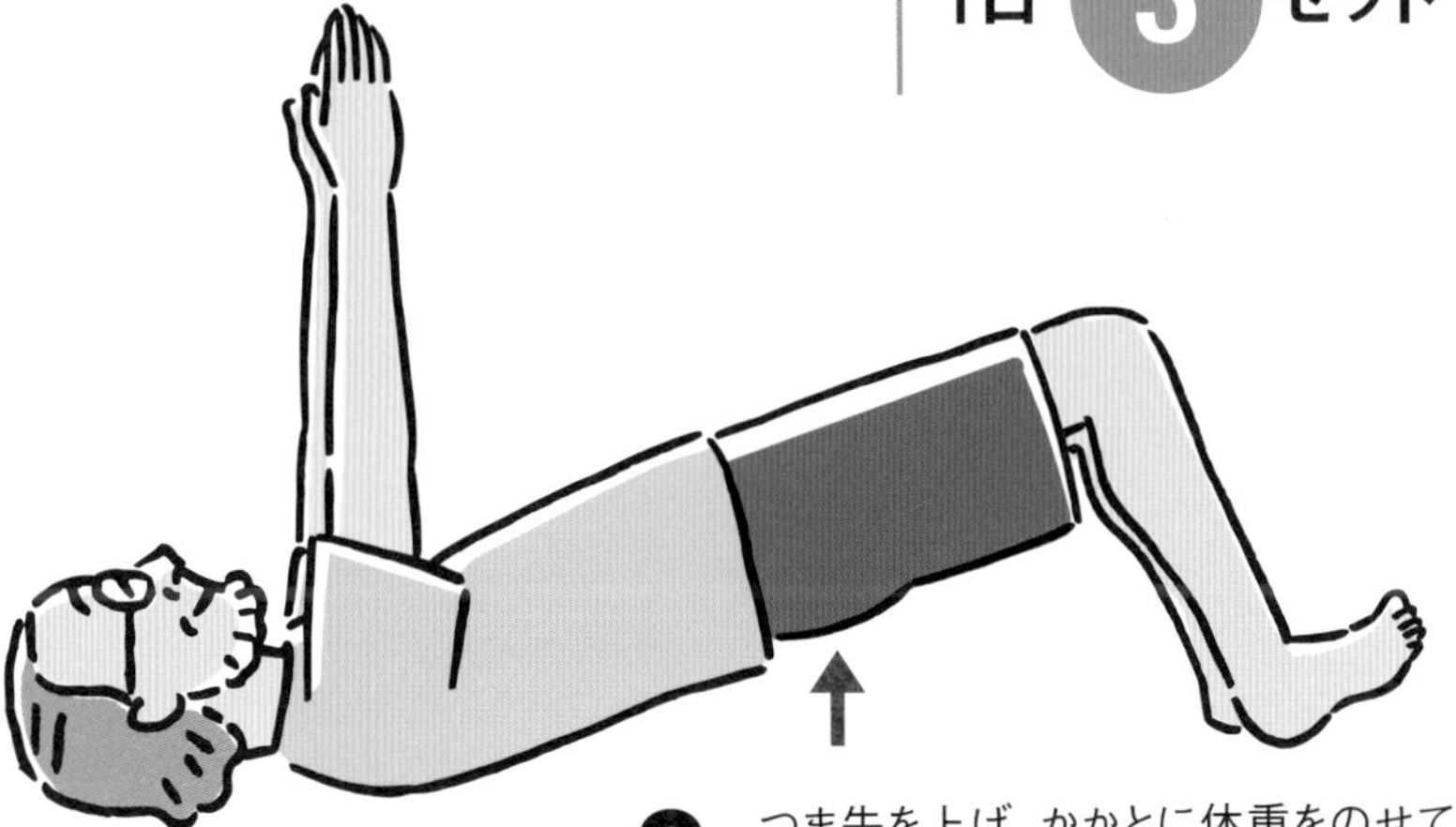

2 つま先を上げ、かかとに体重をのせて、お尻を引き上げる。このとき、腹筋と背筋を意識して、ひざ、お尻、胸、肩が一直線に並ぶように

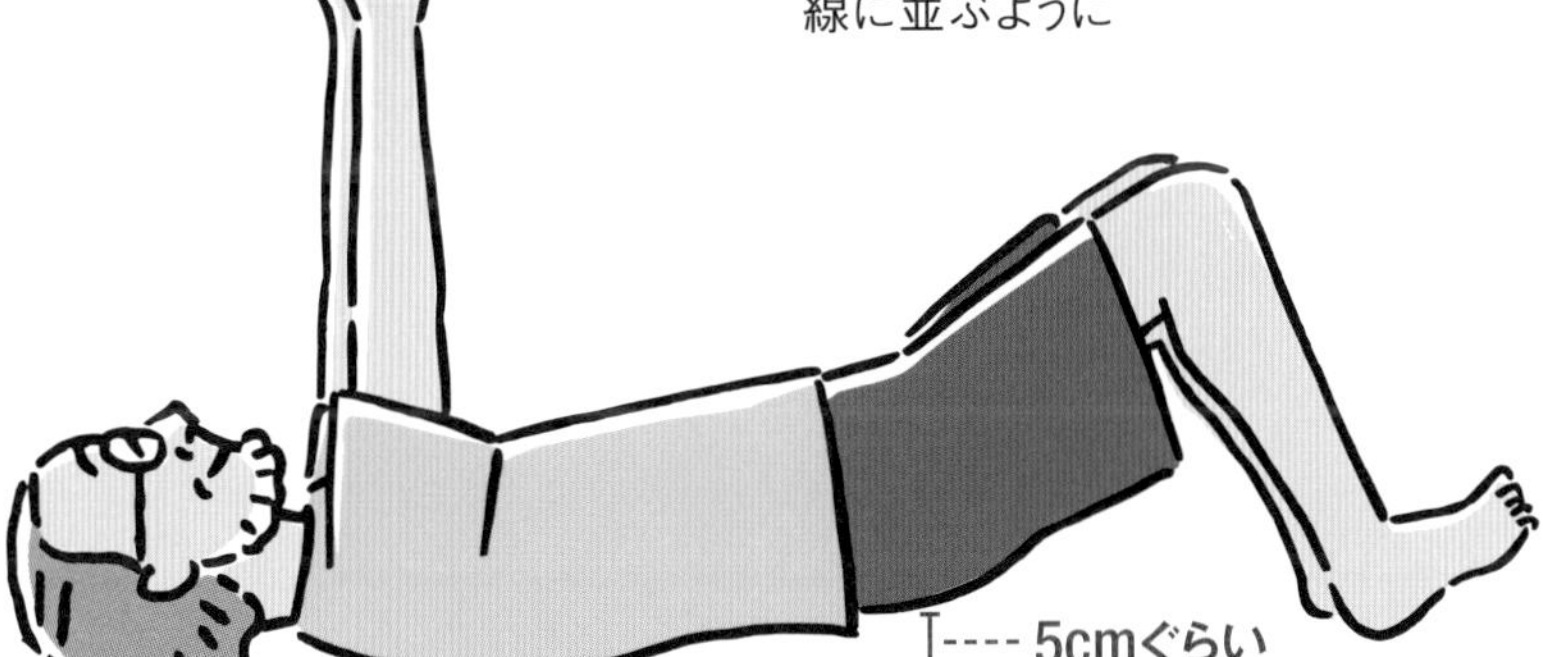

3 ひと呼吸静止してから、ゆっくりお尻を下げ、床から5cmくらい離れたところで止め、再びお尻を引き上げて、**2**の姿勢をとる。**2**～**3**を10回繰り返す

ポイント

●腰が反らないように注意

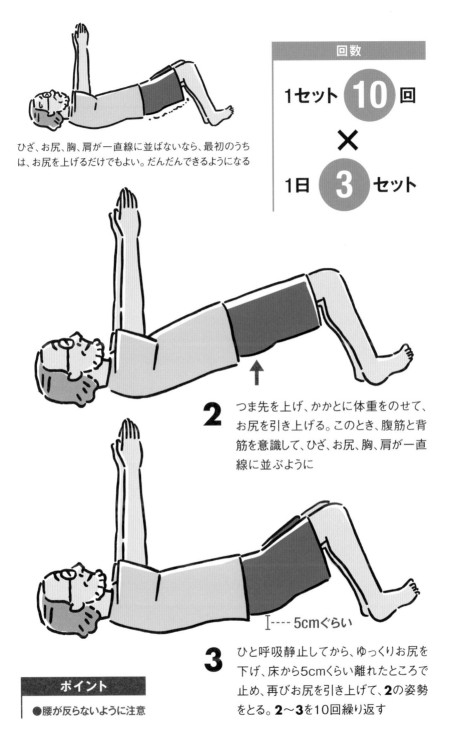

死ぬまで出歩きたいなら心肺機能を高める

ウォーキングで有酸素運動

手軽な有酸素運動として知られるウォーキングは、いわゆる速歩きのこと。しかし、速歩きを毎日20~30分続けて行うのはなかなか大変です。そこで僕は、速歩きとゆっくり歩き（遅歩き）を交互に繰り返す、15分の速遅歩きをすすめています。

速歩きのときは心身を活動モードにする交感神経が刺激され、遅歩きのときはリラックスモードにする副交感神経が刺激されます。速遅歩きは両方の神経を刺激することで、自律神経のバランスもよくなります。

普段の生活でも多く歩くことは重要です。天気がよい日は、ソーシャル・ディスタンス（社会的距離）を保ってできるだけ歩きましょう。1日4000歩以上歩くと、快感ホルモンが分泌されて、うつの予防になるといわれています。1日の歩数は最大で8000歩が目安です。8000歩を超えると、ひざ関節が摩耗しやすくなるといわれているので、やりすぎに注意しましょう。

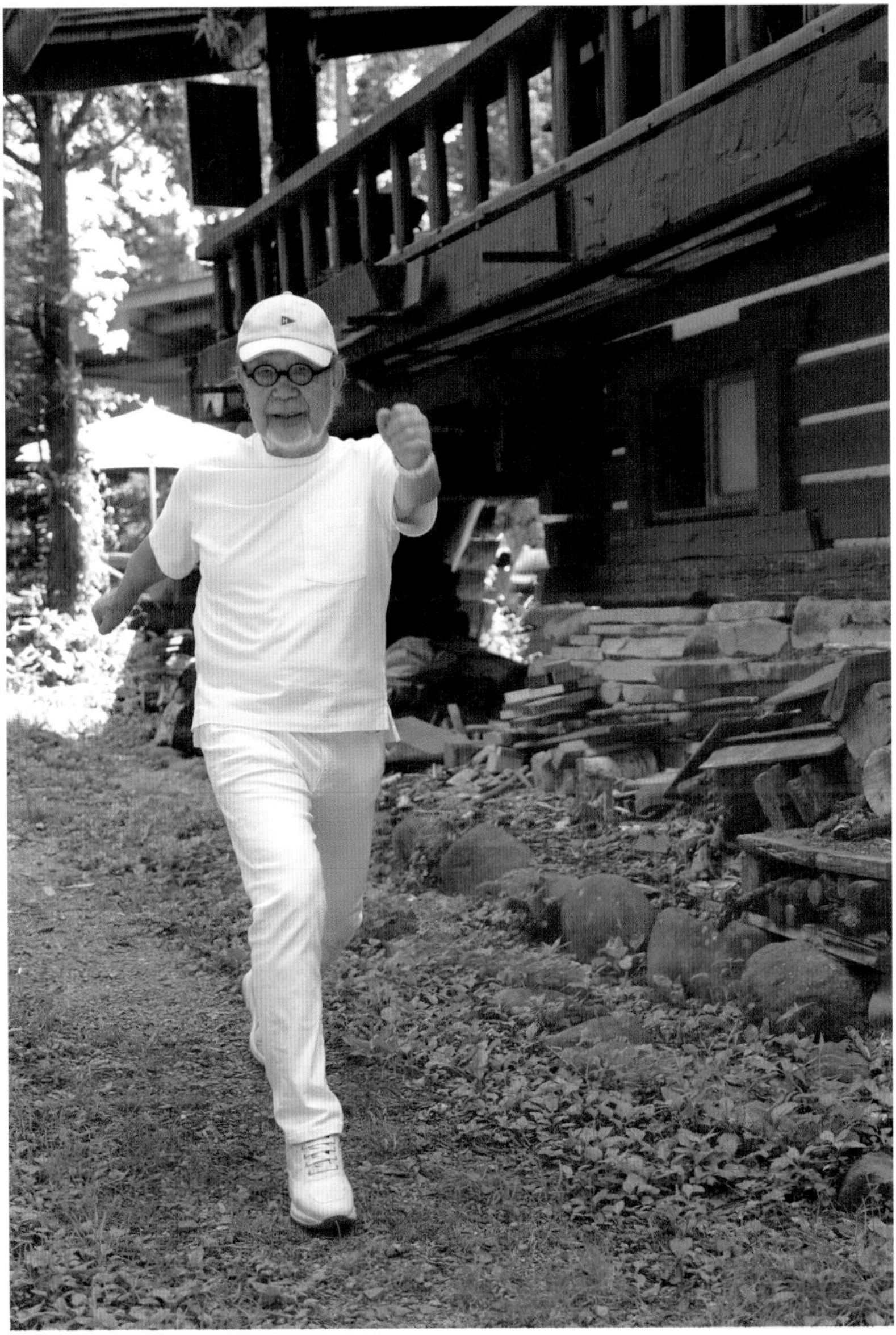

速歩きをする鎌田先生。姿勢をよくして、腕を大きく振って歩く。
足はかかとから着地し、つま先でけることを意識

17

運動不足の人でも無理なく続けられる
持久力が増して血圧や血糖値も下がる

速遅歩き

遅歩き

速歩きと同じように、背筋は伸ばし、視線を上げて、ゆっくり歩く。この時、ゆっくり鼻から吸って、口から吐いて呼吸を整える

速歩き

普段の歩きより歩幅を10cmくらい広くし、背筋は伸ばし、視線を上げて速歩きする

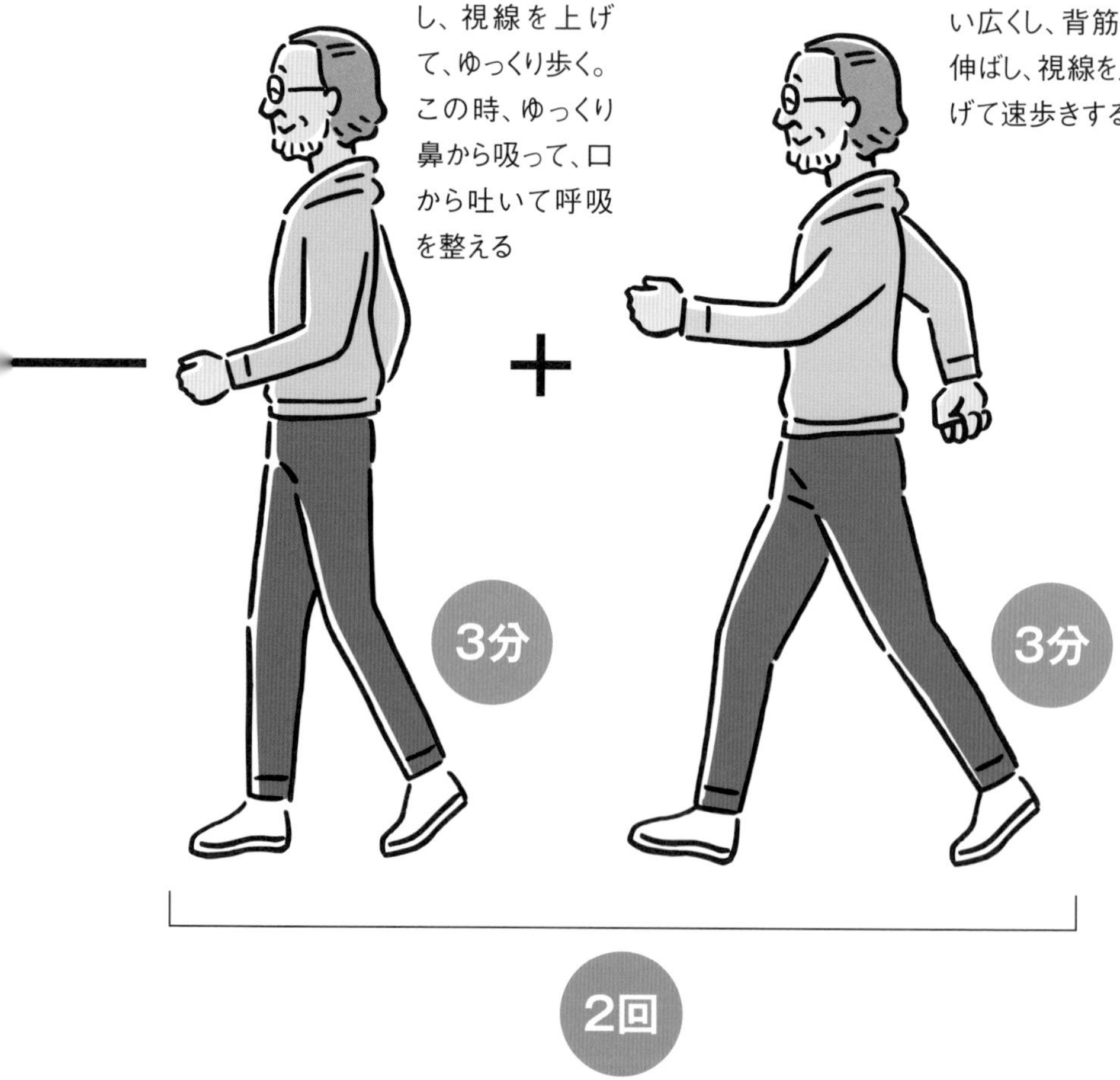

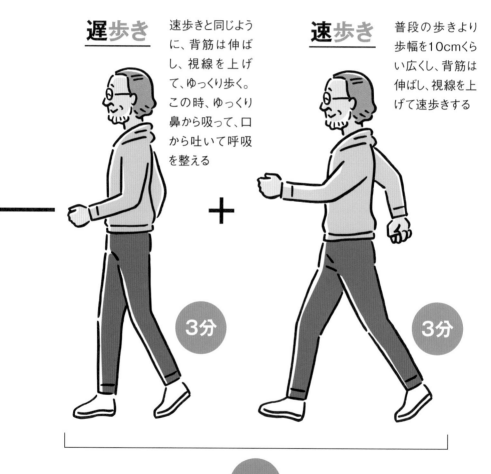

回数

速歩き 3 分
＋
遅歩き 3 分
を 2 回　最後に速歩き 3 分 ＝ 合計 15 分

速歩きのポイント

- ●かかとから着地
- ●つま先で地面をける
- ●ひじをひいて腕を大きく振る
- ●リズムよく歩く

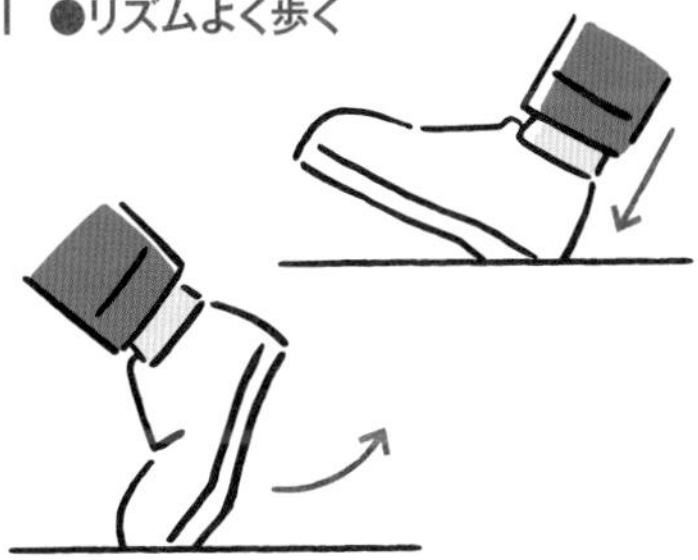

遅歩きのポイント

- ●季節を感じて深呼吸をする
- ●自然とつながっている自分を感じる

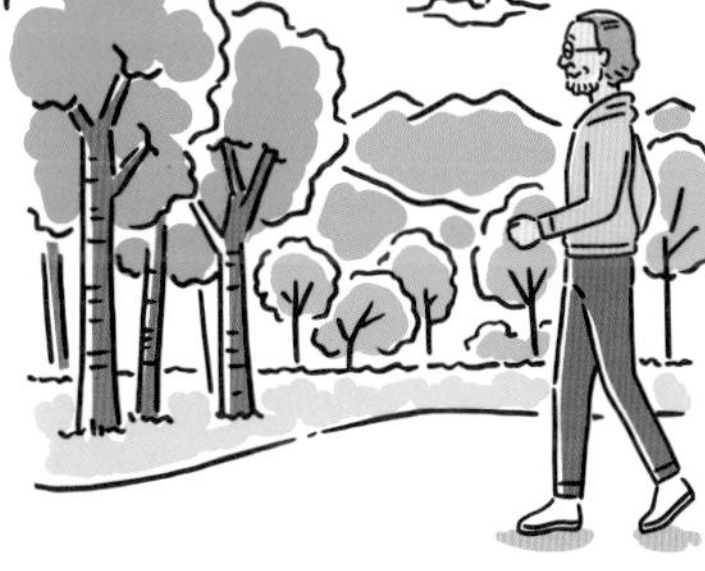

速歩き

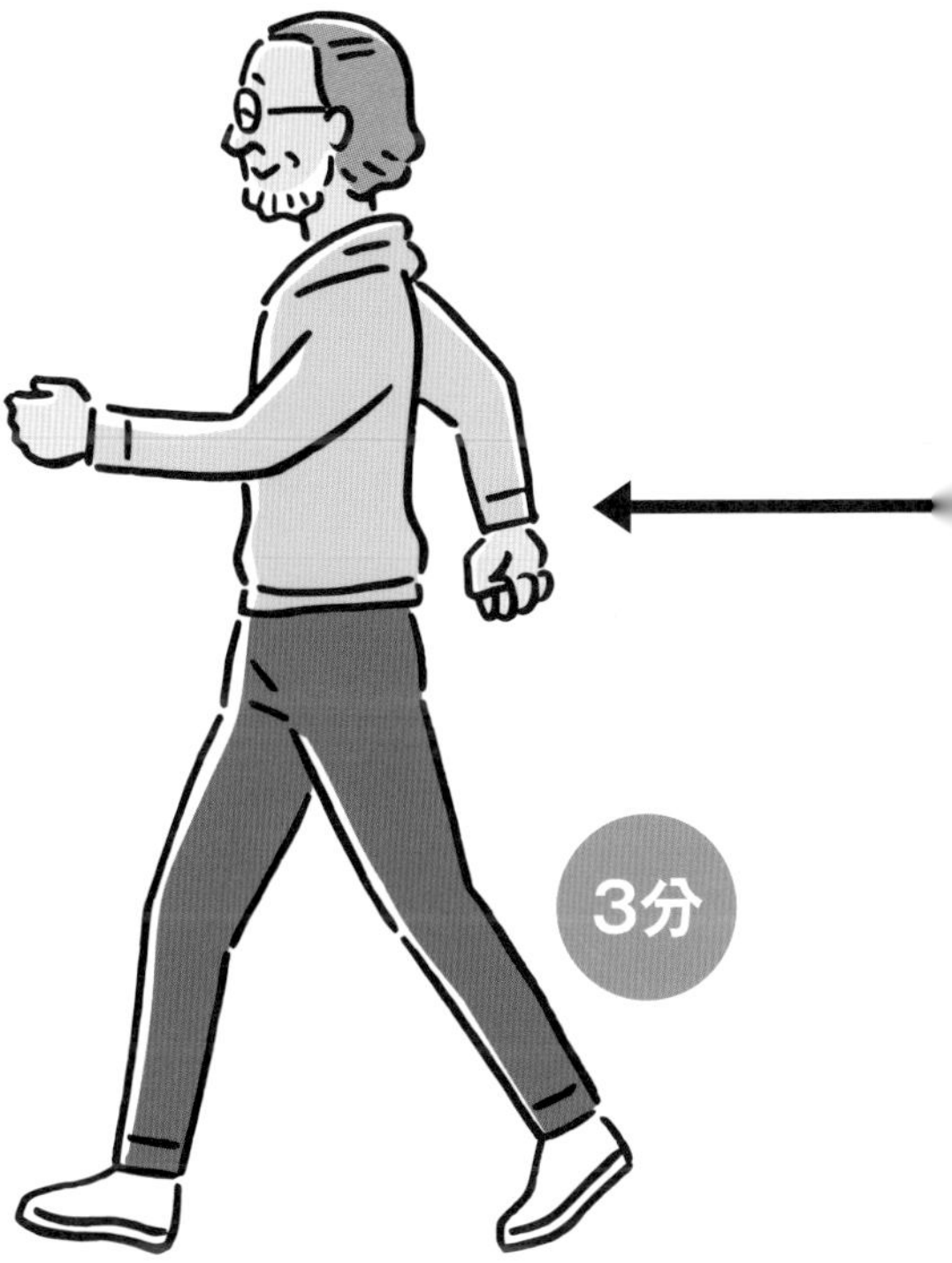

コラム

階段は上りよりも下りを意識！
足腰の筋力強化は下りだけで十分

駅などの階段を一生懸命上っている中高年をよく見かけます。階段上りは息が切れるほどきついので、筋力強化になると信じているのでしょう。なかには上るときだけ階段を使って、下りるときはエスカレーターという人もいるようです。

プロ野球の春季キャンプや高校球児などが、神社の長い石段を駆け上がるトレーニングがあります。これは心肺機能を鍛えるという点では理にかなった練習法です。

しかし、60歳代からの運動では、「階段上り信仰」を持ちすぎないほうがよいでしょう。70歳代、80歳代、90歳代になっても、旅行ができるくらいの筋力を維持したいのであれば、階段を利用した運動は下りだけで十分です。

階段を下るときは、普段使わない筋肉を使っています。そのため、階段下りをすることで、足腰の筋肉をまんべんなく鍛えることができます。しかも、階段下りは心臓に負担をかけずに、足腰の筋力だけを鍛えることができるのです。

もちろん、60歳代でも心肺機能をより強くしたいという人は、階段上りをしてもかまいません。でも、マラソン大会などに出る予定がないなら、階段下りだけで十分だと僕は思います。

何歳になっても脳の認知機能を高めて認知症を予防したければ

コグニサイズ運動

脳によい刺激を与えるには、体を動かしながら頭を働かせるとよいといわれています。

まずは、足踏みや少し速めのウォーキングをしながら、100から7を引き続ける計算をしたり、しりとりなどを行ってみましょう。それらが、スラスラできるようになったら、このコグニサイズ運動にチャレンジしてみてください。

「コグニサイズ」とは、認知を意味する「コグニッション」と、「エクササイズ」を合わせた造語で、国立長寿医療研究センターが認知症予防のために開発しました。コグニサイズ運動で、認知症予備軍が40%改善したという報告もあります。

コグニサイズは正解を出そうと考えるプロセスが重要です。楽に解答できるようなら、脳の刺激にはなりません。楽にできるようになったら、よりスピードをあげ難易度の高いものへと進みましょう。

18

コグニサイズ運動① 初級

ひとりじゃんけん

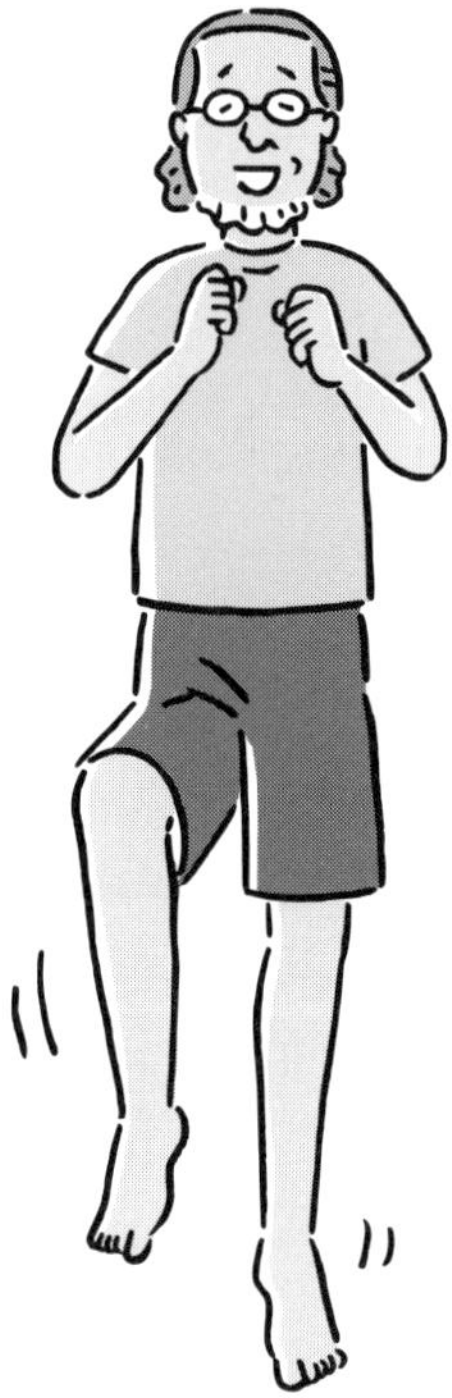

1 その場で足踏み（もも上げ）運動をしながら胸の前で右手と左手でじゃんけん…

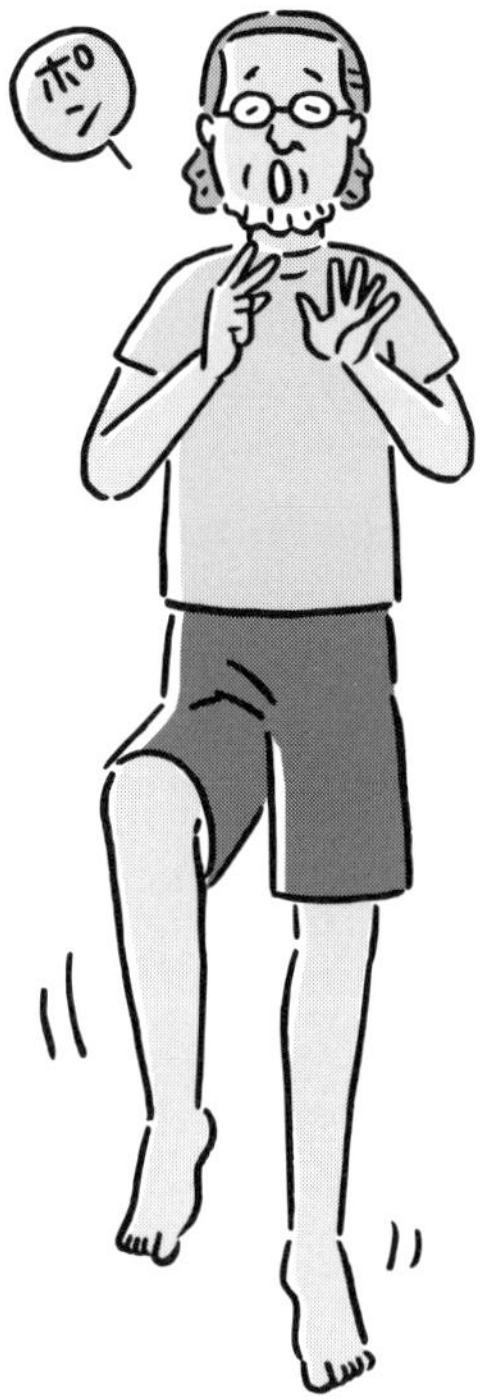

2 …ポン。このとき、必ず右が勝つようにする。これをテンポよく30回続ける

慣れてきたら、徐々にテンポを上げて、もも上げを大きくしていく。まちがえても気にせずに続ける。まちがえるぐらいの速さでやることが肝心。まちがえないことが目標ではない（コグニサイズ運動のすべてに共通）

19

コグニサイズ運動② 中級

5の倍数で手をたたく

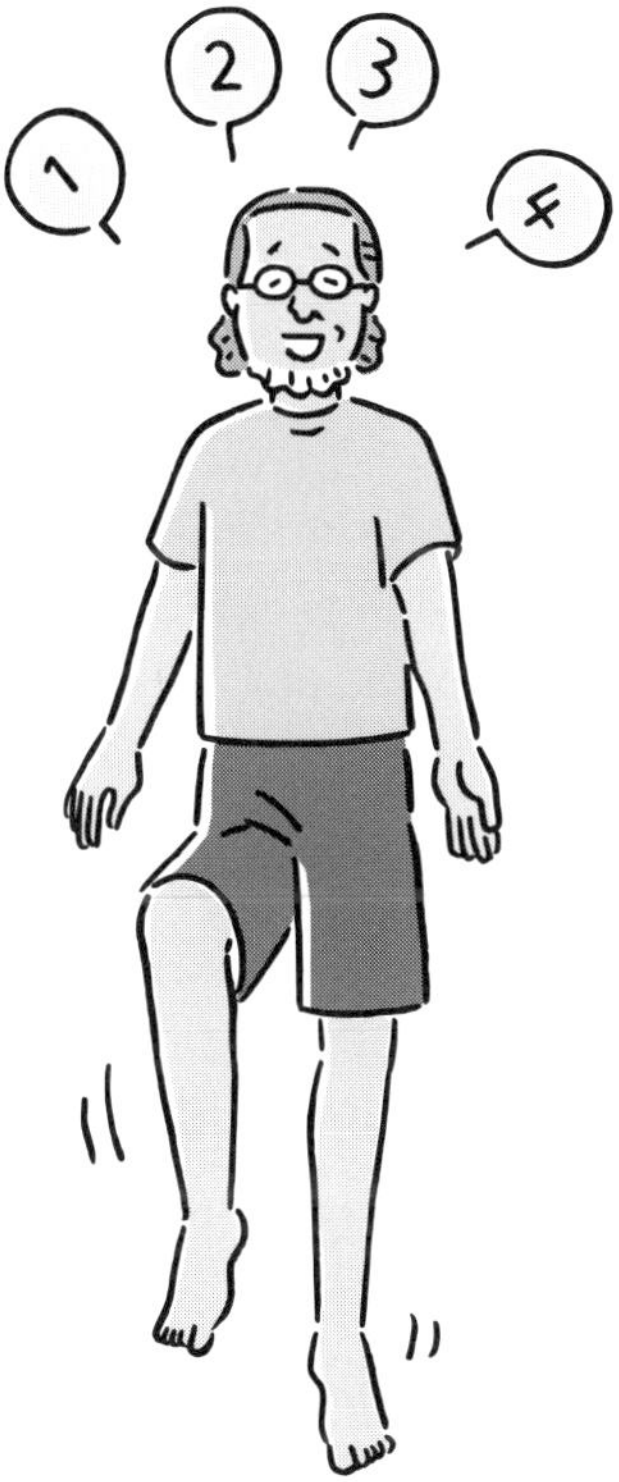

1 その場で足踏み(もも上げ)をしながら、1、2、3、4…と声に出して数を数えていく

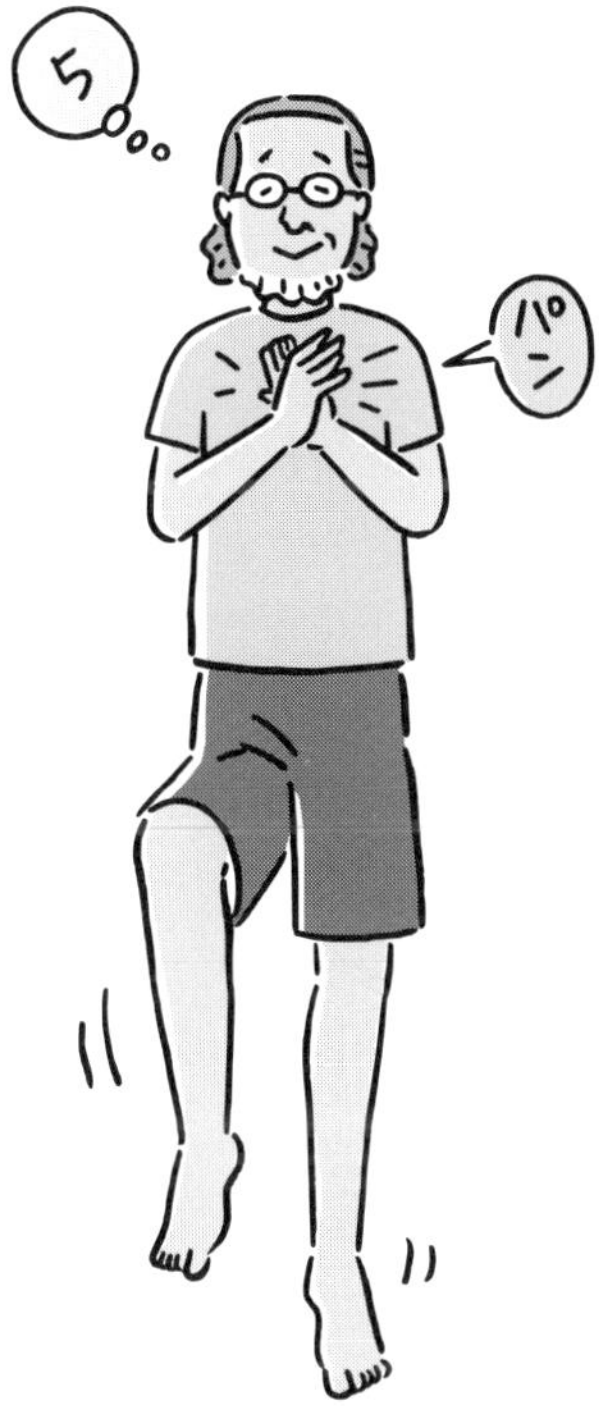

2 5の倍数のときは声を出さずに手をパンとたたく。これをテンポよく、50になるまで続ける

慣れてきたら、徐々にテンポを上げて、もも上げを大きくしていく。まちがえても気にせずに続ける

20

コグニサイズ運動③ 上級

3の倍数で手をたたく

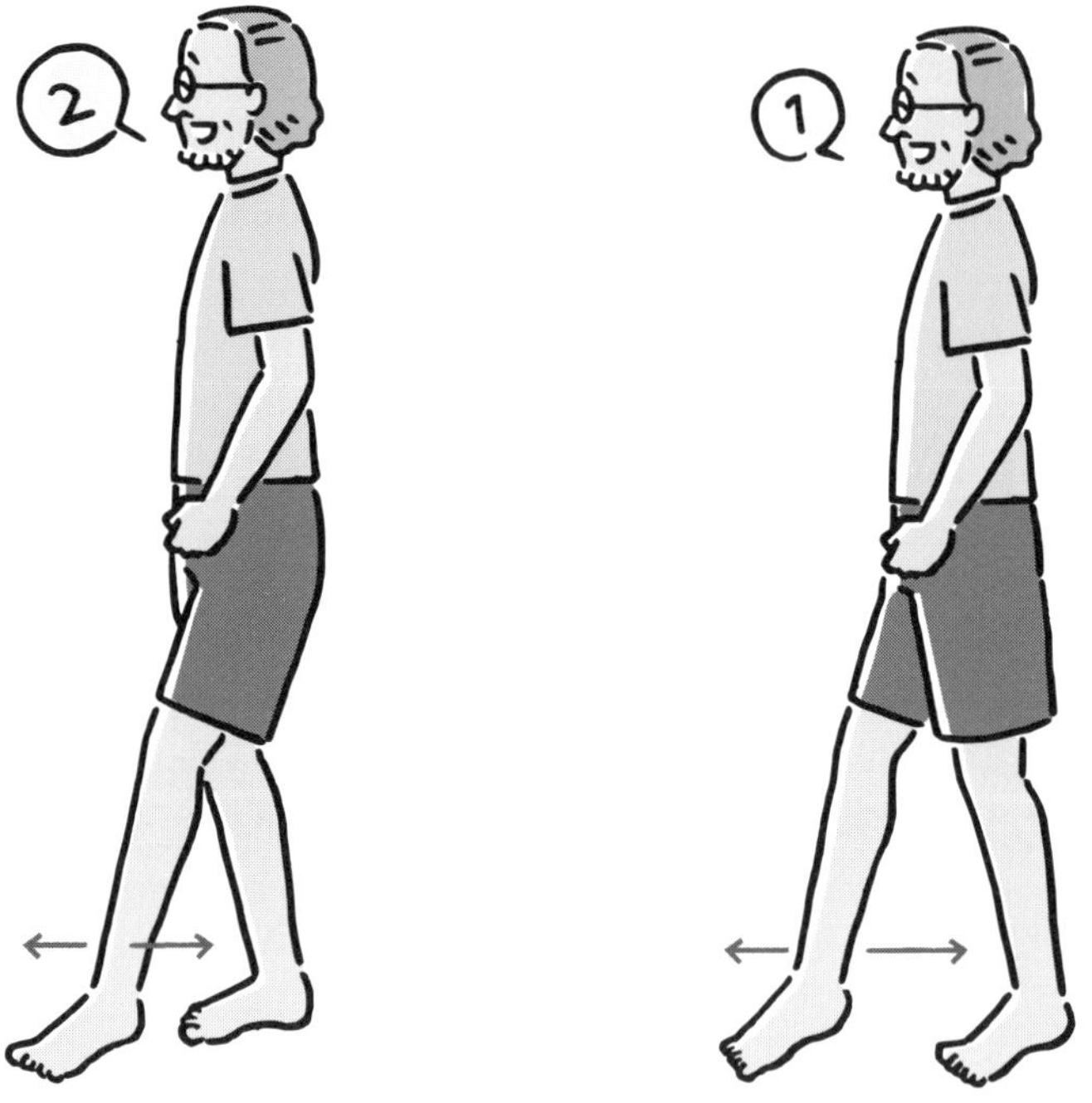

1 足をそろえて立ち、右足を前に出して1（イチ）と声に出す。足はすぐ戻す

2 左足を前に出して2（ニ）と声を出す。足はすぐ戻す

まちがえても気にせずに続けるのは、ほかのコグニサイズ運動と同じ。慣れてきたら、徐々にテンポを上げていく

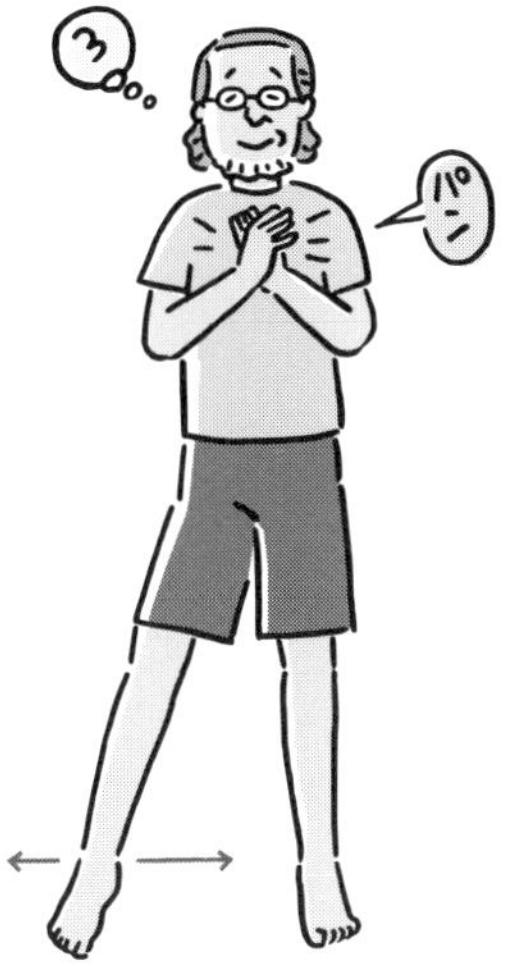

3 右足を右横に出すが、声（サン）は出さないで手をパンとたたく。足はすぐ戻す

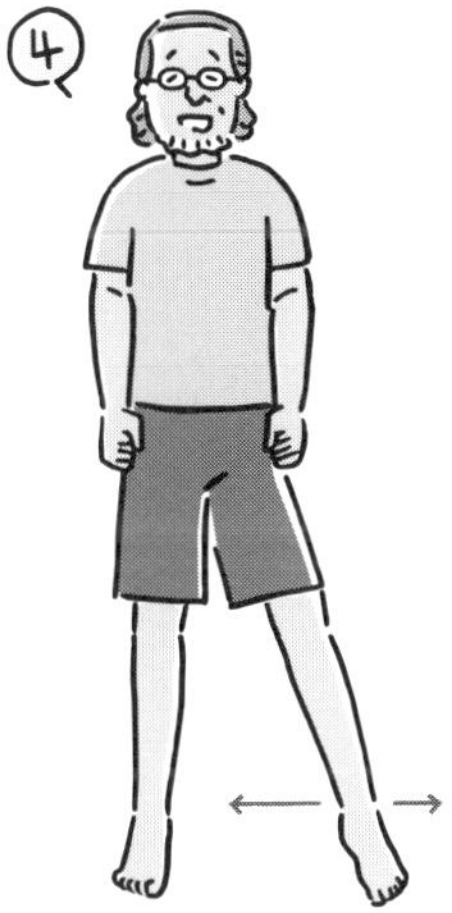

4 左足を左横に出して4（シ）と声を出す

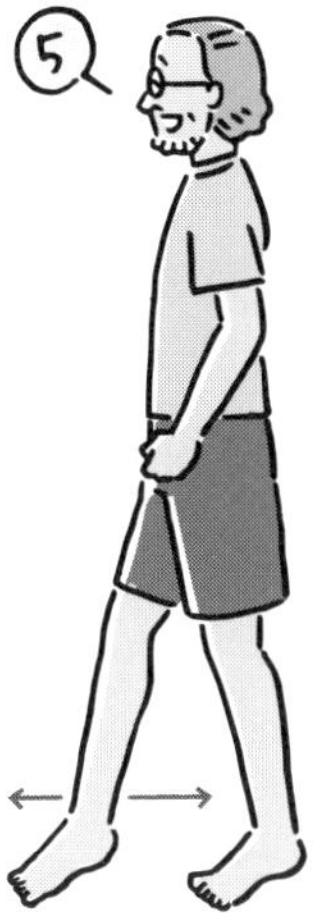

5 右足を前に出して5（ゴ）と声を出す。足はすぐ戻す

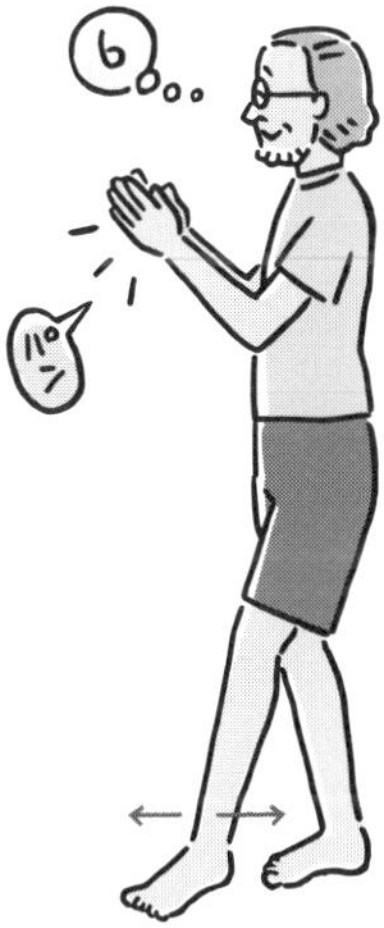

6 左足を前に出すが、声（ロク）は出さないで手をパンとたたく。脚はすぐ戻す。これを続けていき、3の倍数のとき（9、12、15、18…）は声を出さずに手だけたたく。これをテンポよく51まで続ける

誤嚥性肺炎で死にたくなければ

オーラル・フレイルを予防しよう

新型コロナウイルス対策で、みんながマスクをするようになりました。そのおかげで、インフルエンザや風邪は減りましたが、その一方で、死亡増加が見られる疾患があります。何だと思いますか？　答えは誤嚥性肺炎。この1年で4万2746人の方が誤嚥性肺炎で亡くなりました。前年に比べて、約2400人の増加です。

原因はオーラル・フレイル（口腔フレイル）の増加です。口腔フレイルとは、口やのどのまわりの筋力の虚弱のことで、滑舌が悪くなってうまくしゃべれなくなったり、食べ物などを飲み込む力が弱くなります。

飲み込む力が衰えると、むせやすくなるだけでなく、誤って食べ物や唾液などが気管に入り込んで、細菌感染を起こします。これが誤嚥性肺炎です。

誤嚥性肺炎の増加は、コロナ禍のマスク生活や自粛生活が影響しています。マスクをしているので、みんなしゃべらなくなり、自粛生活でカラオケが好きな人も、感染リスクを恐れて歌わなくなりました。こうした生活様式が口腔機能を衰えさせます。

また、マスクをしていると、水分をとる回数が少なくなり、唾液が粘張度を増して、唾液に細菌がつきやすくなります。その細菌感染した唾液が気管に入ることで、誤嚥性肺炎が増えているのではないかといわれています。

そこで、口腔フレイル予防のために行ってほしいのが、パ・タ・カ・ラ運動です。パ・タ・カ・ラ運動は、マスクをしたままでもできます。みんなでやるときは、マスクをしたまま声を出さずに、口の形をはっきりさせることを意識し、声を殺してやるとよいでしょう。それでも十分効果があります。ただし、誰もいないところではマスクを外して、声を実際に出してやってみましょう。

ちなみに、怒りのホルモンは6秒でピークを迎えるので、「パタカラ、パタカラ、パタカラ…」と6秒続けて行うと、怒りを静める効果があります。誤嚥性肺炎を予防するだけでなく、怒りのコントロールにも役に立つのです。

なお、「パ・ピ・プ・ペ・ポ」「タ・チ・ツ・テ・ト」「カ・キ・ク・ケ・コ」「ラ・リ・ル・レ・ロ」を早く繰り返し発音するのも同様の効果があります。

パ・タ・カ・ラ運動のやり方

大きな声ではっきりと、「パ」「タ」「カ」「ラ」と早口で発音し、
これを6秒間以上繰り返す

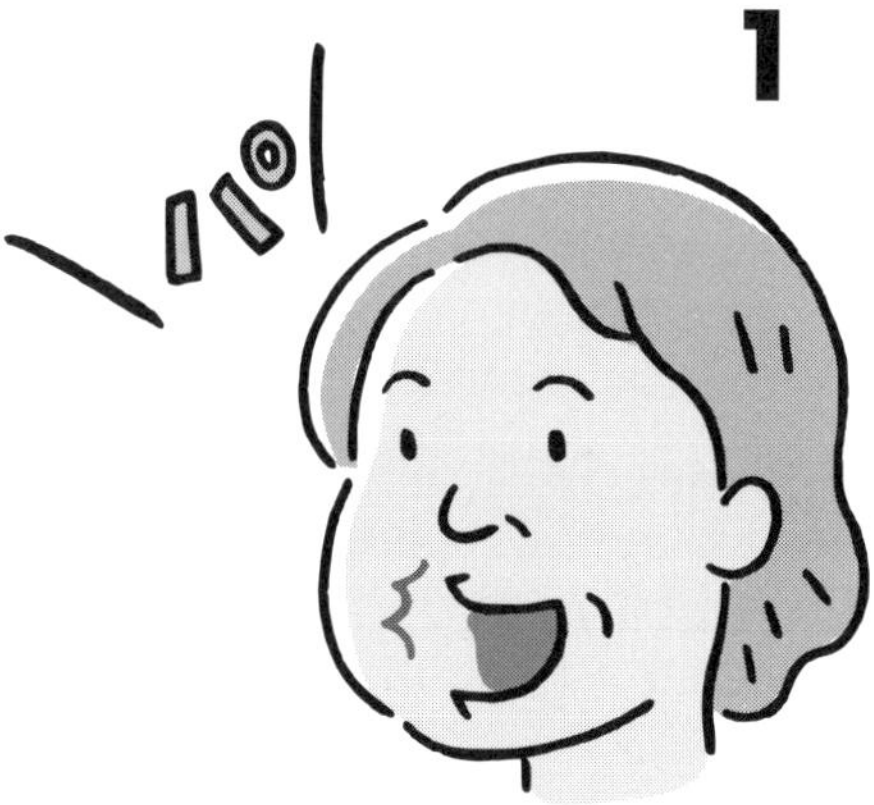

パ行はホッペタの筋活

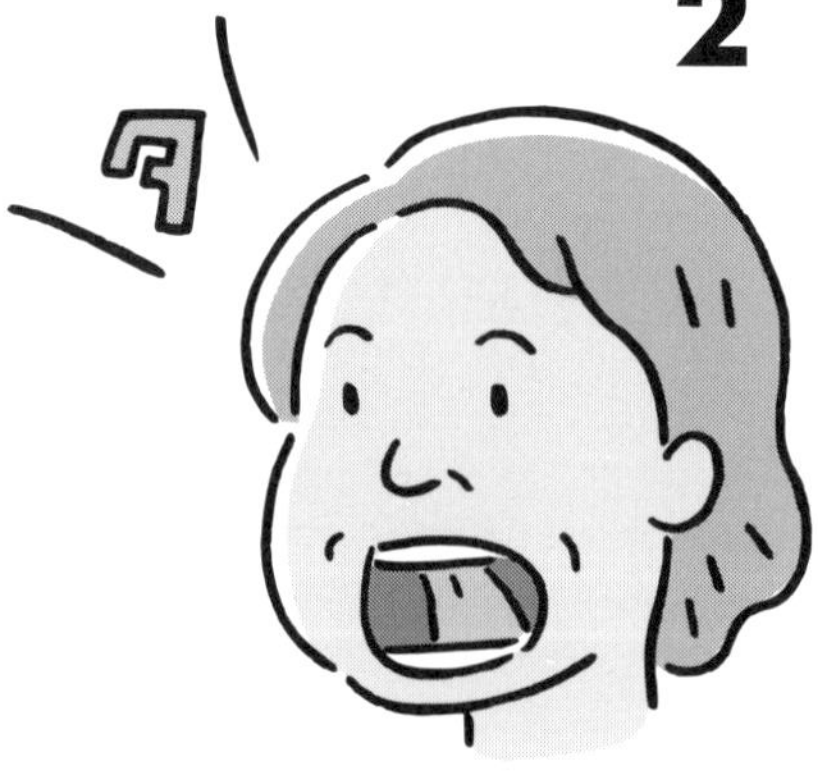

タ行は舌の筋活

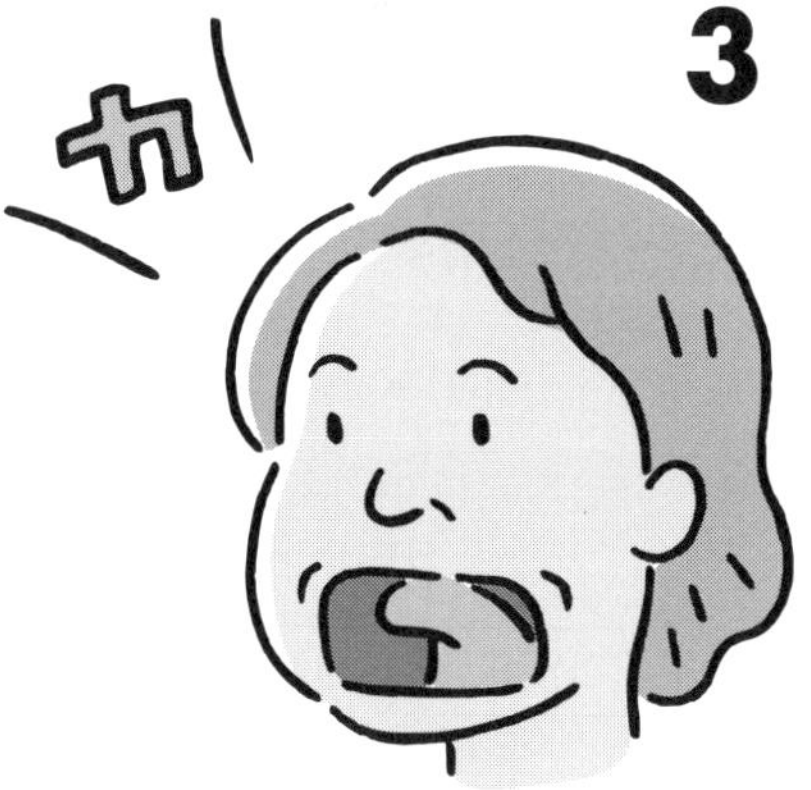

カ行は飲み込み運動をする筋の強化

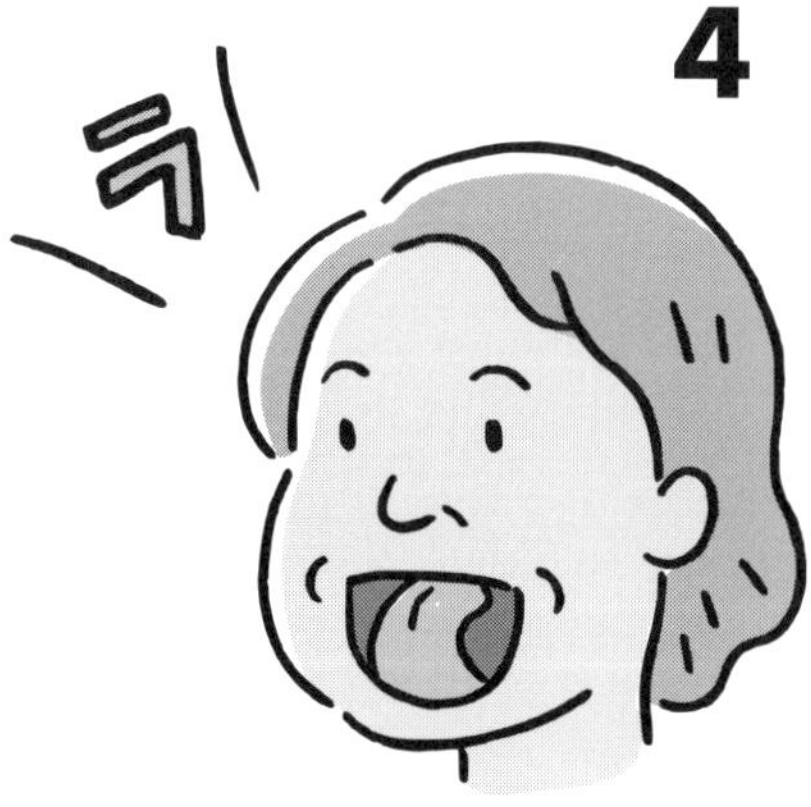

ラ行は口腔全体の筋強化

第2章

今から「貯筋」しないと80歳で歩けなくなるかも?

「おうちジム」で筋力低下を改善すれば90歳になっても温泉旅行に行ける

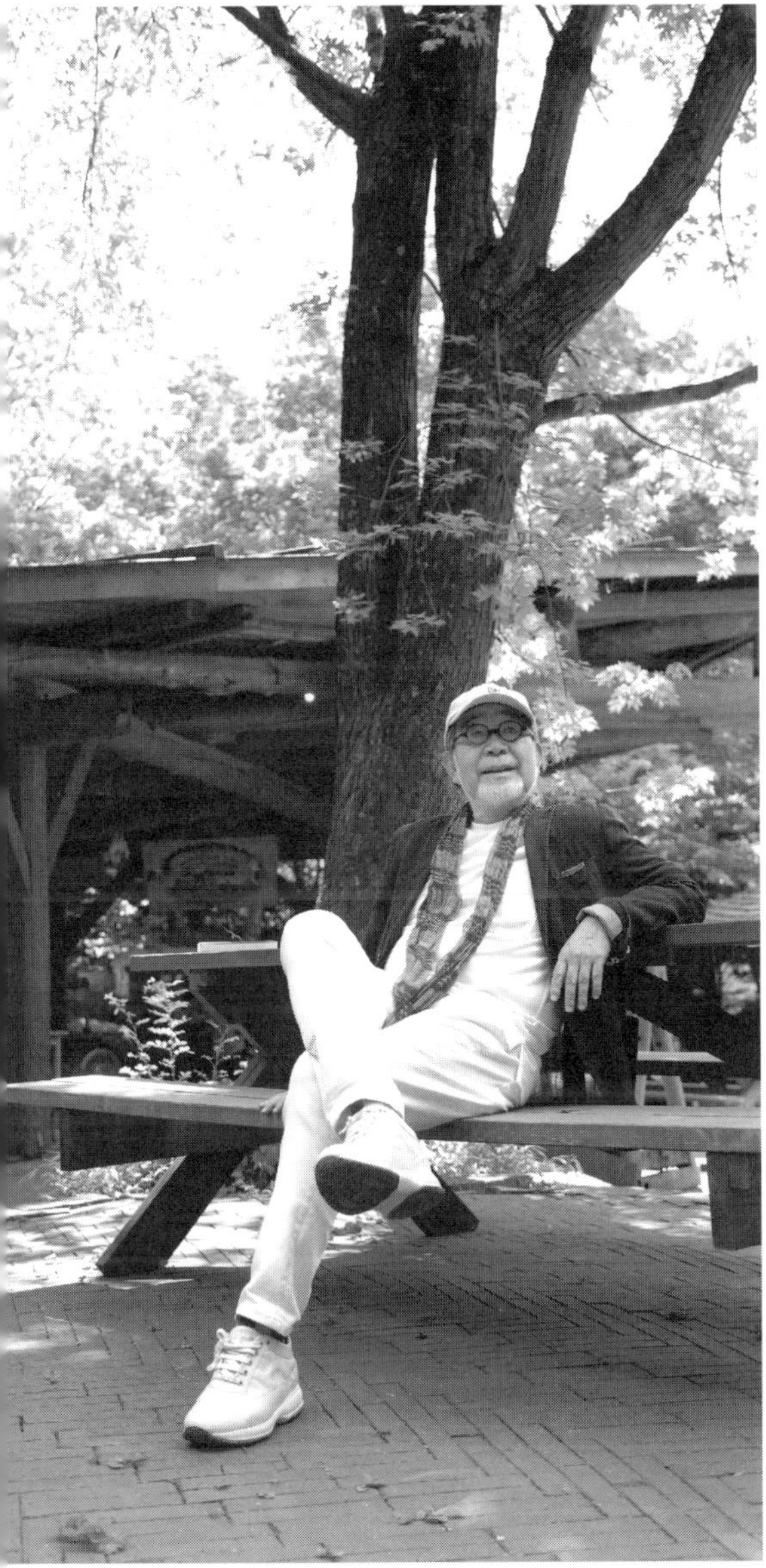

コロナ太り解消に食事だけのダイエットは危険！

新型コロナウイルスの感染予防のため、私たちは2020年の3月頃から、長期にわたる外出自粛の要請で、ステイホーム、いわゆる「巣ごもり生活」の時間が増えてきました。そのことにより、中高年の健康に大きな影響が出始めています。

こんなサインが出てきます。ひさしぶりに外出したら、「歩くのが遅くなった」とか「歩くとすぐに疲れてしまう」と感じたことはありませんか？

あるいは、巣ごもり生活を続けていたら、体重が増加したり、血圧や血糖値が上がった人はいないでしょうか？

巣ごもり生活を続けていると、日常生活で体を動かすことが少なくなり、いわゆる運動不足の状態になります。さらに、外出を避けることで、運動不足に拍車がかかり、足腰の筋肉が少しずつ衰えていきます。そして、以前のように速く歩けなくなったり、歩くとすぐ疲れるようになってくるのです。

また、運動不足は肥満につながります。肥満は血圧や血糖値が上昇するメタボリック症候群（メタボ）を引き起こすため、血圧や血糖値、コレステロール値などの数値がコントロールしにくくなってきます。

体重が増えてメタボが気になると、食事を減らしてダイエットしようとする人が多いのではないでしょうか。しかし、これではますます筋肉は衰えます。アメリカのベイラー医科大学の論文によると、肥満高齢者に対して、食事による減量プログラムを行うと、むしろ筋肉量や骨量の低下を加速させて、結果としてサルコペニア（加齢性筋肉減少症）や骨粗鬆症を生じさせると指摘しています。

ではどうすればよいのでしょうか。同論文では、筋力トレーニング＋有酸素運動（ウォーキングや水泳などの酸素をとりいれて行う運動）であると述べています。

メタボ健診が導入されてから十数年たちますが、今の日本ではメタボが健康を害する原因のワースト1といわれています。

ところが、50歳代でメタボ対策として食事だけのダイエットを始めると、筋肉量が減少するため、70歳以降にサルコペニアや骨粗鬆症、さらにはフレイル（虚弱）になって、介護保険のお世話になる確率を高めてしまうということを、僕は講演などで話してきました。

究極の筋トレレシピでピンピン元気

その理由は、50歳を超えたら体重を減らすことだけを目指しては危険だからです。それよりも、筋肉の材料であるたんぱく質をしっかりとって、筋トレを行って、筋肉を増やすことのほうが大事。体重に変化がなくても、体脂肪が減って筋肉が増えることのほうが中高年の健康にとっては重要なのです。

ようするに、食事中心のダイエットは要注意ということです。ダイエットするときでも、たんぱく質や野菜をしっかり食べ、そのうえで筋トレや有酸素運動をすることが大事です。

本書ではそのための運動として、20の運動プログラムを紹介しています。これを生活の中にうまく取り入れていくことによって、80歳になっても、90歳になっても、旅行に行ったり、レストランに行って好きなものを食べたり、お芝居を観に行ったりすることができるようになります。

また、筋トレや有酸素運動などを行うと、心筋梗塞などによる突然死を減らす効果も期待できます。次のような研究があります。

デンマークのビステブジャーク病院が約149万人を追跡調査したところ、約2万8000人に心筋梗塞が起こっていたことがわかりました。

そこで、心筋梗塞を起こした人を詳しく調べたところ、活動「低位」群ほど死亡率が高く、活動「高位」群は突然死リスクが優位に低いことがわかりました。

つまり、本書の20の運動プログラムをまんべんなくやっていれば、万が一、心臓発作が起きても、生還できる可能性があるといえるのです。

「巣ごもり老化」を防げ

筋力低下は「体」の機能低下の1つですが、巣ごもり生活で衰える機能は、体だけではありません。たとえば「脳」の機能も低下します。

巣ごもり生活を続けていると、人とのコミュニケーションが希薄になります。また、外部からの刺激も減るため、認知機能が低下していきます。つまり、ボケやすくなるということです。

さらに、自由に外出できないストレスや、コロナ禍がいつ終息するのかわからないといった不安感から、睡眠障害やうつなどの症状が出てくる人もいます。巣ごもり生活は「心」の不調ももたらすのです。

このように、コロナ禍の巣ごもり生活は、体と脳と心の機能低下、わかりやすくいえば「老化」を進めます。これを私は「巣ごもり老化」と呼んでいます。

巣ごもり老化は体・心・脳のそれぞれに影響を与えますが、3つのうち、どれか1つでも欠けてしまえば、私たちは健康に過ごすことはできません。

もっとも深刻なのは、運動不足による体の機能低下です。足腰の筋力が低下して歩くのがおっくうになれば、コロナが終息しても、自宅にこもりがちになる人が増えてくるでしょう。

今は歩けても5年後には介護保険のお世話に

そうした生活が続けば、今は何とか歩くことができても、5年後、10年後には歩けなくなって、介護保険のお世話になる可能性が高いです。

筋肉が衰える原因は、運動不足だけではありません。加齢でも筋肉は少しずつ減ってくることがわかっています。

一般に筋肉が減少しはじめるのは40歳くらいからで、そこから毎年1～1・2％の筋肉が減っていくといわれています。

これに巣ごもり生活の運動不足がともなうと、先ほどいったサルコペニア、さらにはフレイルにおちいる危険性が高くなります。

フレイルとは、加齢にともなって、筋力が衰え、心身の活力が低下して、家に閉じこもりがちになるなど、心身の全般的な衰えのことをいいます。そして、フレイルの状態を経て、多くの人は要介護になるといわれています。

現在でも介護保険のお世話になっている人の36・5％がフレイルに関係していることがわかっています。

そして、今回のコロナ禍による長い巣ごもり生活の影響で、コロナが終息した後に、フレイルの人が激増する可能性が指摘されています。

「貯筋」の指導をしたら、3年間でフレイルゼロに

フレイルを防ぐには、筋肉を増やす運動や食事をして、日頃から「貯筋」しておくことが必要です。

僕は4年ほど前から、佐賀県で「がんばらない健康長寿実践塾」を開催しています。塾生は40～80代の中高年が多く、それぞれの体力に合わせて、貯筋のための運動や食事などの生活習慣を指導しています。

塾生約1000人の筋力や運動機能、認知機能などは、西九州大学リハビリテーション学部の大田尾《おおたお》浩《ひろし》教授が定期的に測定し、データ化しています。

それをみると、1回目の測定ではフレイルの人が何人かいたものの、5回目には1人もいなくなっています。また、フレイルの前段階であるプレフレイルという状態の人も減少しました。

また、認知機能もほとんど変化なく推移しています。3年間、年を重ねているにもかかわらず、認知機能が維持されているのは、運動の効果があったと評価できるのではないでしょうか。

ところが、最近の塾生たちのデータで、1つ気になる項目がありました。それは「握力」の項目です。

コロナが流行が始まった2020年の前半は、それほど握力の低下がみられませんでした。ところが、その後のデータをみると、塾生たちの握力が低下していることがわかりました。

それとともに、塾生たちの腹筋や下半身の筋肉も若干ですが、低下傾向がみられました。

もしかしたら、コロナ禍の影響もあって、塾生たちは以前のように十分な運動ができなくなっているのかもしれません。握力の低下はそのことを反映している可能性があるのです。

ステイホームで握力が弱くなってきた

フレイルのサインは握力に現れます。最近、タオルをしっかり絞って水を切ることができにくくなっている人はいませんか？　タオルが絞れないのは握力低下が原因と考えられます。

筋力の1つである握力も、加齢とともに低下します。とくに女性は、男性よりも握力が弱いため、握力が低下すると買ってきた食品の瓶詰めが自力で開けられず、やがて開けられない瓶詰めが冷蔵庫の棚に放置されたままになる、と嘆く人が増えています。

瓶詰めのふただけでなく、ペットボトルのふたが開けにくくなったとか、ドアノブが回しにくくなった、という人は握力の低下がかなり進んでいる可能性があるといってよいでしょう。

握力は、手の握る力を示すだけでなく、全身の筋肉の状況を反映しているといわれています。そのため、握力の低下はサルコペニアやフレイルの評価基準の1つになっています。

つまり、ペットボトルのふたを開けられないほど握力が低下している人は、足腰の筋肉を始め、全身の筋肉も衰えている可能性があるのです。

握力強化の筋トレ

九州大学大学院医学研究班が50年以上にわたって行っている、福岡県久山町の住民を対象にした大規模な疫学調査では、握力が低下すると寿命が短くなるという結果が発表されています。

また、カナダのマスター大学の14万人を対象にした調査では、握力が5kg低下すると、死亡リスクが16％上昇すると報告しています。

だからといって、握力さえ鍛えていれば、フレイルが改善し、寿命が延びるというわけではありません。

握力低下は全身の筋力低下の指標ですから、それ以外の筋力も鍛えなければ、フレイルから脱出することはできません。

そこで、握力低下とそれ以外の筋肉の関連性がわかってからは、がんばらない健康長寿実践塾でも、それまで指導していた全身の筋力アップ運動に加えて、握力を強化する運動も始めています。この本では全身の筋トレと同時に、握力強化のレシピを加えました。ぜひ実践してください。

自分の今の筋肉をチェックしてみよう

80歳、90歳になっても、好きなところに「お出かけ」できるようにするには、足腰の筋肉が重要です。握力低下が気になる人は、すでに足腰の筋肉が衰えていると考えてよいかもしれません。

足腰の筋肉が十分あるかどうかは、「指輪っかテスト」を行ってみればだいたいわかります。

やり方は簡単です。ふくらはぎのいちばん太い部分を両手の親指と人指し指で囲んで、すき間ができないかどうかチェックします。

この方法は、サルコペニアのチェックに用いられています。指輪っかのすき間が大きければ大きいほど、サルコペニアやフレイルの危険度が高くなります。

逆に、ふくらはぎの筋肉が太ければ、指輪っかで囲んでもすき間はできません。もっと太ければ、指で輪っかをつくることができません。

サルコペニアの自己チェック法

指輪っかテストのやり方

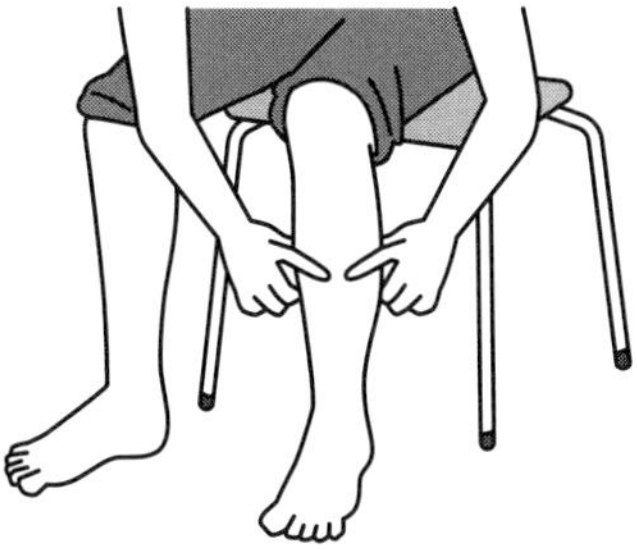

利き足ではないほうのふくらはぎで、1番太いところを軽く指輪っかで囲む。このときふくらはぎに力を入れないこと

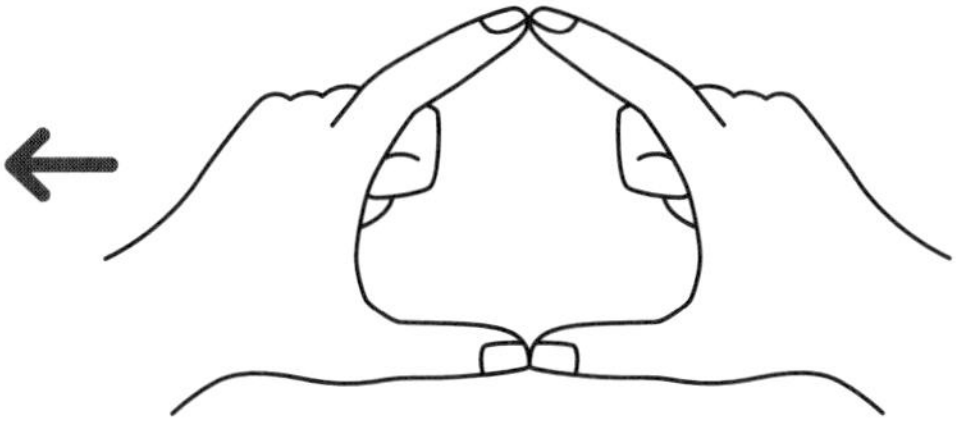

両手の親指と人指し指で「指輪っか」をつくる

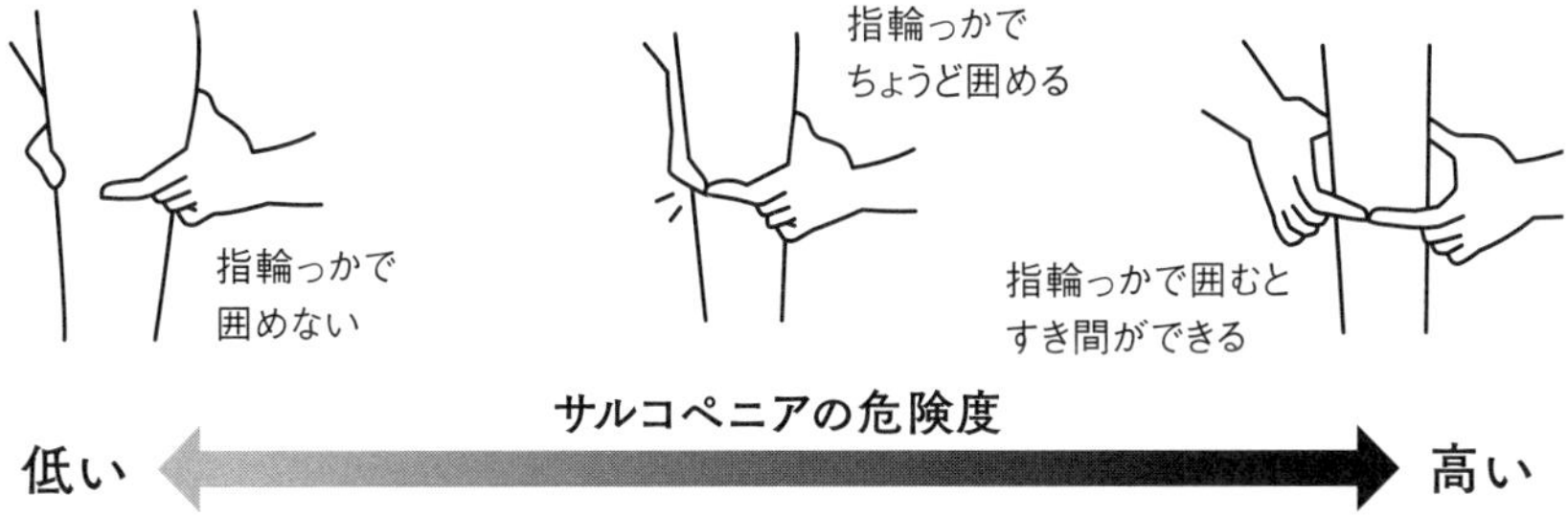

＊東京大学高齢社会総合研究機構（柏スタディ）より

鎌田式フレイル・チェックリスト

体重	●とくにダイエットしていないのに、6カ月で体重が2kg以上減少	体調	●日常的によく疲れを感じる ●何かする気力がわかない
食事	●たんぱく質を意識してとっていない ●お茶や汁物を飲むとき、むせることがある	歩行速度	●前を歩いている人を追い抜くことができない
筋力	●濡れたタオルをしっかり絞ることができない ●瓶やペットボトルのふたが開けにくい ●何かにつかまらないと、いすから立ち上がりにくい ＊40代の人の場合は、いすから片足で立ち上がれない		

評価

・1項目あてはまればフレイル予備軍

・3項目以上あてはまればフレイルの可能性がある

指輪っかテストは、どのくらい貯筋できたかのチェックにもなるので、覚えておくとよいでしょう。ふくらはぎにすき間ができている人は、お出かけできる筋肉をとりもどすため、今すぐに貯筋を始めてください。

もちろん、すき間のない人も貯筋が必要です。今はまだ大丈夫だと思っていても、運動の習慣がないと、やがて筋力は低下していきます。

スクワットとかかと落としだけでは不十分

僕が貯筋のための運動をすすめるのは、この本が初めてではありません。2019年に出版した『鎌田式「スクワット」と「かかと落とし」』（集英社）も、貯筋のやり方について書いた本です。

この本は僕自身の経験から生まれました。今から5年ほど前、80㎏まで体重が増えて体力の衰えも感じるようになったことから、僕自身が講演会などで推奨してきたスクワットとかかと落としを自分でも始めることにしました。

この2つの運動を3年間続けたところ、体重は70㎏、ウエストは9㎝減でメタボが改善し、血圧や血糖値、コレステロール値も正常になり、骨密度も130%まで増加。見た目が引き締まったことで、おしゃれも楽しめるようになりました。

今ではこの20種の運動を毎日組み合わせて行っています。なぜでしょう。

スクワットとかかと落としは、フレイル予防の基本的な運動ですが、いずれも下半身の筋力を鍛える運動であるため、上半身の筋力強化には十分ではありません。

上半身の運動で大事なのは腹筋と背筋、そして、インナーマッスルといわれる体幹筋です。体幹筋は体のバランスをとるために必要な筋肉で、この筋肉を鍛えることによって、要介護になるきっかけの1つである転倒を予防します。

もう1つ、骨を鍛える運動も重要です。筋力が低下していると、ちょっとしたことでバランスを崩して、つまずき、転倒してしまいます。そのとき、骨も弱くなっていると、大腿骨骨折を起こして寝たきりになるという悲劇がたくさんあります。

大事なのは筋肉と骨を鍛える活動。そこで、貯筋運動のことを「筋活《きんかつ》」、骨を鍛える運動を「骨活《ほねかつ》」と呼ぶことにします。

筋活の心得は毎日同じ運動をしないことと「たん活」

すでにお話ししたように、筋肉は40歳から1～1・2%ずつ減少するといわれています。それに加えて、筋活もしないとなると、60歳ぐらいからサルコペニアの状態になり、70歳代後半でフレイルになって、歩けなくなってしまうかもしれません。歩くのに自信がなくなると、人と会わなくなったり、旅行に行かれなくなるため、脳への刺激が減って、認知機能の低下を引き起こす危険性もあります。

ですから、今まで運動習慣がなかった人は、遅くとも60歳代からは筋活を始めたほうがよいのです。

筋活とは、筋肉に刺激を与えて、少しだけ筋肉を傷つけること。筋肉の細胞が少しだけ壊れた後、細胞が再生することで筋肉量は増していきます。

運動をした翌日、筋肉が少し張るとか、ちょっとだけ痛いとかいうのは、筋肉が再生を始めている証拠です。よく筋肉痛が出てきたからといって、筋活をやめてしまう人がいますが、これはもったいないこと。ちょとした痛みは、筋活がうまくいっている証だとわかればつらくはないでしょう。

筋活には2つの心得があります。心得1は同じ系統の筋肉に刺激を与える運動が連日にならないようにすることです。これはスクワットなどの太ももの筋活をしたら、翌日は太ももの筋肉の再生を促すために休ませて、別の系統の筋肉、たとえば腹筋や背筋の筋活を行うようにします。

つまり、毎日少しずつ違った筋肉に刺激を与えるようにするということです。本書には20の筋活運動が紹介されていますが、1日に行うのは3つから5つくらいでよいのです。それをローテーションして行います。

筋活の心得2は、たんぱく質を積極的にとる「たん活」です。たんぱく質は筋肉の材料になる栄養素です。

80歳になっても、90歳になっても、1人で旅行したり、レストランに行って食事できるようになるため、食事でたんぱく質をしっかりとることが大事です。たん活については、第3章で詳しく説明します。

骨活の心得は骨への刺激と栄養、日光にあたること

次は骨活です。骨密度が低下すると、骨がもろくなる骨粗鬆症を引き起こします。

これを防ぐには、骨をつくる骨芽細胞を刺激しなければなりません。

骨芽細胞を刺激すると、オステオカルシンという骨ホルモンが分泌されて、骨を強化してくれることがわかっています。

オステオカルシンは、血圧や血糖値を下げ、メタボを予防したりする働きがあります。つまり骨活をすることで、高血圧や糖尿病といった生活習慣病も予防することができるのです。

骨活には3つの心得があります。心得1は今お話したように、骨に刺激を与えることです。

この骨に刺激を与える運動が、簡単かかと落とし（28ページ）という運動です。かかとを上げて、落とすことによって、下半身の骨に刺激を与えます。

また、日常生活では上半身の骨に刺激を与えることが少ないので、これも工夫して刺激する必要があります。そこで僕が考えたのが「10拍手」（24ページ）。神社でお参りするときに手をたたくような運動です。拍手することで、上半身の骨に刺激を与えることができます。

骨活の心得2は、骨の栄養素をしっかりとること。骨の栄養素とは、カルシウム、ビタミンD、ビタミンKです。

これらの栄養素を含む食品をしっかりとって、骨に刺激を与えることで、骨は丈夫になります。骨の栄養素についても第3章で詳しくお話しします。

骨活の心得3は、太陽の光にあたることです。手や顔の一部でもよいので、30分ほど日光にあたると、体内でビタミンDが合成されます。ビタミンDは、骨の材料となるカルシウムの吸収をよくする栄養素ですが、食事だけでは十分とれないといわれているので、日光にあたって不足分を合成しなければならないのです。

自宅でも通勤中でも会社でも「どこでもジム」

筋活や骨活のための運動というと、ジムなどに行ってやらなければならないと思っている人が多いのではないでしょうか。

いくら健康によいといっても、「わざわざジムに行かないとできない」と考えると、なかなか始められないものです。

でも安心してください。今回紹介する筋活と骨活のための運動のほとんどは自宅（一部は屋外）で行うことができます。

また、筋活にはダンベルなどの用具が必要と思っている人がいるかもしれませんが、筋活には特別な用具は一切必要ありません。

ほとんどの運動は「自重運動」といって、自分の体重を使って負荷をかけるので、用具はいらないのです。たった3分。これで若返ります。

つまり自宅がジム、「おうちジム」というわけです。これなら、再び巣ごもり生活が要請されたとしても安心。ズボラ筋トレが長続きのコツなのです。

運動の中には、テレビを見ながらできるものや、台所で料理の合間にできるものもあります。「ながら運動」で筋活や骨活ができるのですから、誰でも気軽に始めることができるのではないでしょうか。

緊急事態宣言中でも、3密に注意して僕は天気のよいときは、屋外で運動します。鎌田式の運動は「おうちジム」であると同時に「どこでもジム」なのです。

どこでもできる運動なので、ジムに通うために必要なお金は一切かかりません。

ながら運動なので、時間も無駄になりません。会社員なら通勤のとき、つり革につかまりながら行うことができる運動や、事務所で素知らぬ顔で行うことができる運動もあります。もちろん、筋トレが楽しくなったらジムへ行くのも大賛成。

1時間に3分筋活タイム

1日に行うのは、20の運動のうち3つから5つくらいでよいといいましたが、土日など時間があるときは、土曜に10やって、日曜は残りの10をやってもいい。とくに血糖値が高めの人におすすめです。

オーストラリアン・カトリック大学がおもしろい論文を発表しています。糖尿病患者は血管機能が低下して、心臓病や脳卒中のリスクが高まるのですが、30分おきに3分の簡単な運動を行うと、血管機能の改善が期待されるというのです。

糖尿病の患者さんや、血糖値が高い糖尿病一歩手前の人は、ぜひ土日などに20メニューをまんべんなく行ってみましょう。

有酸素運動を除くと、1つの運動はだいたい3分ぐらいですむので、30分に1回3分、行ってみてください。テレビを見ながら30分ごとに立ちあがって3分、このうちのどれかをやるなんて最適です。

これを行うことで、将来の心筋梗塞や脳卒中、さらには脳血管性の認知症の予防になります。

僕が原稿を書いているときには、30分に1回、立ち上がって、このうちのどれかをやって、気分転換を図ります。筋力強化だけではなく、気分転換ができて、原稿のペースがかえって上がります。会社勤めの人も、せめて1時間に1回は立ち上がって、3分ぐらい目立たないように、どれかの筋活をしてみたらどうでしょう。仕事がかえってはかどると思います。

筋活運動は人生に挑戦的になる

今までできなかった運動ができるようになると、それが自身の達成感になります。すると、脳内にドーパミンという快感ホルモンが分泌されます。

運動のレベルが上がるほど、ドーパミンが出て気持ちがよくなるので、コロナストレスの解消や、コロナうつの予防にもなるでしょう。

また、筋活運動を行うと、テストステロンというチャレンジング・ホルモンが出てくるので、人生に対して前向きになっていきます。

さらに、筋活運動をすることで、若返りの万能ホルモンと呼ばれるマイオカインも分泌されます。マイオカインには血圧や血糖値を下げる効果もあります。運動を続けることで、若返りが実現できるのです。

運動やバランスのよい食事などは、老化予防の基本ですが、こうした生活習慣は、病気を寄せ付けなくする「自然免疫力」の向上にもつながります。

ワクチン接種を終えた人がコロナに感染したという報道がありますが、大事なのはその人がもともと持っている免疫力です。

免疫にはどんな病原体にも対応できる自然免疫と、ワクチン接種などによって獲得される獲得免疫があります。

人体はウイルスが侵入しても、少数であれば、自然免疫で撃退できます。運動と腸にいい野菜や発酵した納豆やチーズは自然免疫力を少し上昇させてくれます(マスクや3密を避けるなどの基本の対策は必要)。

90歳になっても肉が食べられる人生を！

若返りのための運動のメニューは、第1章にイラスト付きで詳しくまとめています。筋活運動と骨活運動だけでなく、認知症を防ぐ運動や、オーラル・フレイル（口腔フレイル）を防ぐための運動も紹介しています。

口腔フレイルは、口腔機能の低化です。筋力の虚弱を身体フレイルというのに対し、口腔機能の虚弱が口腔フレイルです。口腔機能が低下すると、ろれつが回らなくなって、言葉で意思をうまく伝えられなくなるなど、さまざまな問題が起こってきます。なかでも深刻なのが誤嚥性肺炎の増加です。

口の筋活をしっかりやることで、90歳になっても硬いものが食べられる口腔機能を維持することが大事です。肉を食べることで、たんぱく質を補うことができ、全身の筋肉の減少を防ぐことができます。おいしいものを食べることで、生きていることの満足感も高まり、運動する気になります。よい循環が生まれるのです。第3章では、たん活と骨活を詳しく述べたいと思います。

第3章

人生を最後まで楽しみつくすには筋肉勝負
90歳になってもレストランに行ける食事術

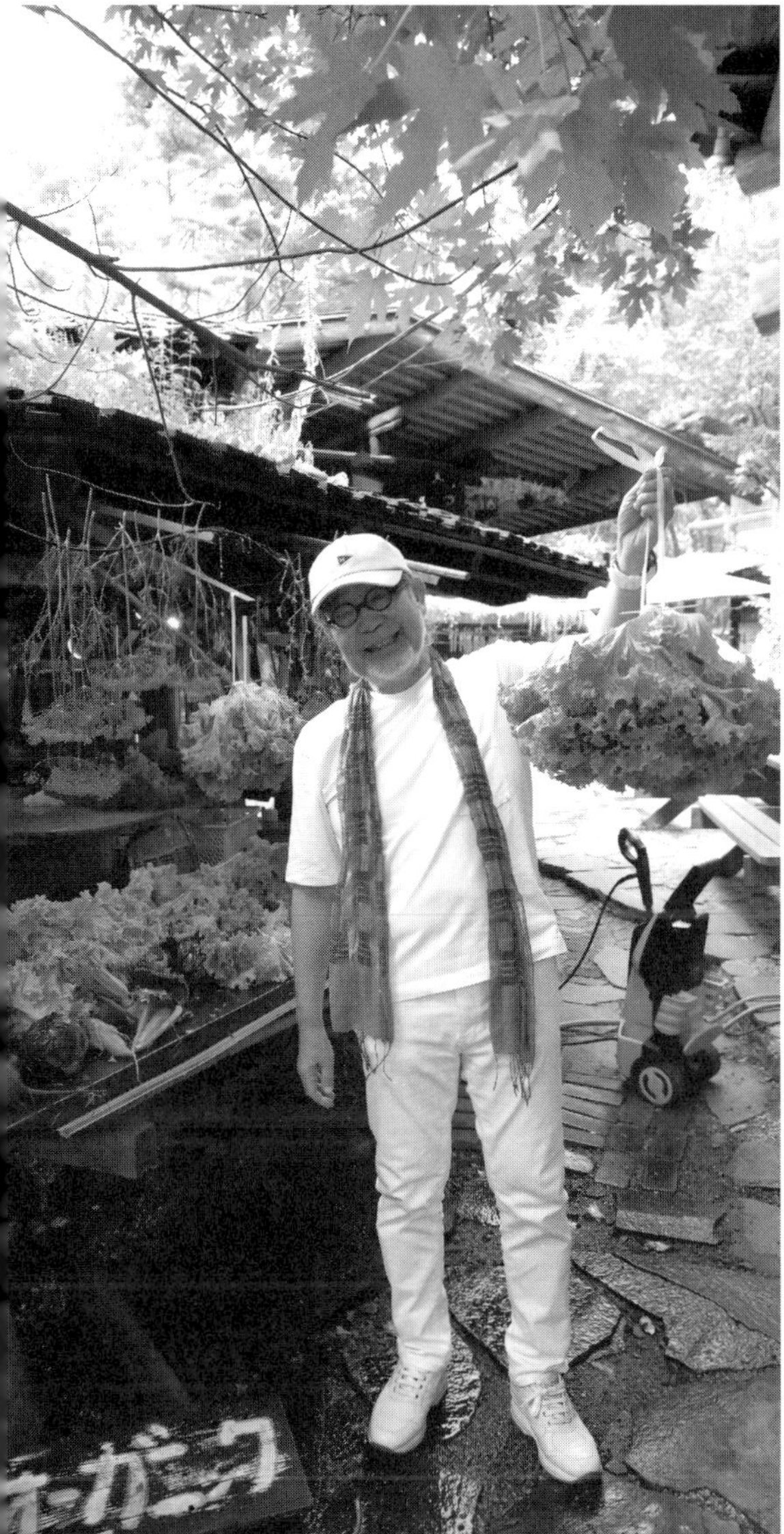

筋活するには1日70〜80gのたんぱく質が必要

筋活運動をして筋肉を増やしたり、骨活運動で骨を丈夫にするためには必要な栄養をとらないといけません。そこで、本章では筋活や骨活に必要な栄養をどうやってとればよいかをお話ししたいと思います。

まず、筋活に必要な栄養は、ご存じのように、たんぱく質です。筋肉を増やしたいなら、筋活運動とともに、たんぱく質を積極的にとる必要があります。これを僕は「たん活」と呼んでいます。

日本人は欧米に比べると、寝たきりになる人が多いといわれています。その原因の1つに、たんぱく質不足があげられています。

厚生労働省は、成人が1日に必要なたんぱく質の量を男性で50g、女性で40gと定義しています。

さらに、65歳以上の高齢者では、サルコペニアやフレイルを予防するため、1日に体重1kgあたり、1g以上のたんぱく質の摂取が望ましいとしています。

高齢者のほうが壮年よりもたんぱく質を多くとらなければならないのは、日本人は年齢とともに、肉などのたんぱく質が多い食材を食べなくなり、摂取量が減ってくるからでしょう。

また、普通に生活していると、40歳から筋肉量は毎年1～1・2％減少していきます。このことをよく覚えておいてください。

体重1kgあたり1gのたんぱく質量は、僕は50歳代でも最低限必要な量と考えています。

体重1kgあたりたんぱく質1gというのは、今ある筋肉を維持するための最低限の量です。筋肉をさらに増やす「貯筋」を目指すなら、体重1kgあたり1・2gが目安になります。僕の場合は体重70kgなので、70×1・2g＝84gです。計算しやすいように、目標を80gとしましょう。

超簡単鎌田式たんぱく質換算法

1日80gのたんぱく質をとるのは正直いって、なかなか大変です。そもそも、みなさんはどんな食べ物に、どのくらいのたんぱく質が含まれているがご存じでしょうか。肉や魚、卵、豆腐などにたんぱく質が多いことは知っていても、それぞれの食品のたんぱく質量まで知っている人は少ないのではないでしょうか。

かといって、1つひとつの食品のたんぱく質の量を調べるのもめんどうです。そこで、誰でも簡単にできる鎌田式たんぱく質換算法を紹介しましょう。

牛肉や豚肉、鶏肉などの肉類は、部位などによってたんぱく質の量は異なりますが、だいたい100gあたり20g前後です。

またマグロやアジ、サバ、サケなどの魚も、魚種によって違いはありますが、平均すると100gあたり20gぐらいになります。サバやサケなどの切り身はだいたい1きれが100gぐらいだと考えてください。

だから僕は、1日3食で、必ず肉料理か魚料理を食べるようにしています。朝昼晩20gなので、合わせて60g。日本人の食事は夕食が一番量が多くなるので、夕食は肉料理と魚料理の両方を食べるようにすれば、80gになります。

あるいは、朝昼晩20gずつのたんぱく質を基本にして、それに卵1個(6g)、木

鎌田式

おもな食品のたんぱく量（概算）

食品	たんぱく質量の概算	備考
豚肉、牛肉、鶏肉などの肉類100gで	約20g	100g中のたんぱく質量は、豚肉（ひれ）22.1g、牛肉（ひれ）19.1g、鶏肉（むね）19.5gなどで、おおむね20g前後。薄切りハムは1枚約20gなので、たんぱく質量は約4g
マグロ、サバ、サケなどの魚類100gで	約20g	100g中のたんぱく質量は、キハダマグロ24.3g、マサバ20.6g、アジ19.7g、ギンザケ19.6gなどで、おおむね20g前後。ツナ缶1缶約70g（液汁含む）のたんぱく質量は12gぐらい
卵1個で	約6g	卵100gのたんぱく質量は12.2g、卵1個は約50gなので約6g
木綿豆腐半丁で	約10g	木綿豆腐1丁は300g前後。100g中のたんぱく質量は7.0gなので半丁で10gぐらい。水で戻した高野豆腐や粉豆腐のたんぱく質量も同じくらいで計算するとよい
納豆1パックで	約8g	納豆100gのたんぱく質量は16.5gで、納豆1パックは約50gなので約8g
牛乳1杯で	約7g	牛乳100g中のたんぱく質量は3.3g。コップ1杯200gとすると倍の6.6g
チーズ1/6で	約3～4g	丸い箱に入った1箱約100gで、たんぱく質量はカマンベールチーズなら19.1g、プロセスチーズで22.7g。食べやすい1/6の大きさでは約3～4gになる
ヨーグルト100gで	約4g	ヨーグルト100g中のたんぱく質量は、普通のヨーグルト（全脂無糖）で3.6g、無脂肪無糖で4.0gなので、だいたい4g

＊備考のたんぱく質量は『八訂　食品成分表2021』（女子栄養大学出版部）より

綿豆腐半丁（10g）、納豆1パック（8g）などを加えて、80gになるように工夫してもよいでしょう。

朝食と昼食で40g以上たんぱく質をとる

たんぱく質を毎日とらないといけないのは、体の中ではつねに筋肉の一部が分解されているからです。

分解された筋肉は、食べ物からとったたんぱく質を材料にして再合成されます。この再合成の分が、最低限の60gです。この最低ラインが維持できないと、いくら筋活運動をしても筋肉は増えません。

また、たんぱく質は体内に貯められる量が少ない上に、脂肪に変わってしまうこともあります。そのため、たんぱく質は朝食、昼食、夕食と分けて、「こまめに」とっていくのが理想です。

日本人の食事は、朝食を軽くすませる傾向があるので、朝食のたんぱく質が、とくに不足しがちだといわれています。

たとえば、朝食がパンなら、卵1個とハム1枚のハムエッグをおかずにしたとすると、10gしかたんぱく質がとれません。

また、和の朝食でも、ごはんにみそ汁、梅干しと漬けものくらいですませれば、たんぱく質をほとんどとることができません。

そこでパン食のおかずなら、卵2個とハム2枚のハムエッグにします。これで20gのたんぱく質がとれます。和食なら、おかずにサケの切り身やアジの干物を必ず食べるようにすれば、たんぱく質を20gとることができます。

朝から肉や魚は苦手という人は、卵かけごはんの卵の他に、みそ汁にも卵1個を落とすとか、おかずに納豆や豆腐を加えるなどすれば、20gに近づけることができるでしょう。

オイルサーディン、卵、納豆は貯筋効果絶大

昼食は忙しいので、カップ麺などですませている人はいませんか。これだけでは、明らかにたんぱく質が不足します。

でも、昼食をカップ麺にしても、工夫しだいで20g以上のたんぱく質をとることができます。

カップ麺というと、炭水化物がほとんどと思われがちです。しかし、最近のカップ麺の中には、15gくらいのたんぱく質を含んでいるものがあります。「高たんぱく」などの表示があるので探してみましょう。

もちろん、これだけではたんぱく質も野菜も足りないので、カップ麺に野菜やたんぱく質の多い食材を加えるのです。

僕のおすすめはオイルサーディン（イワシのオイル漬け）の瓶詰めです。缶詰は開けたら早めに食べないと日持ちしませんが、瓶詰めなら、冷蔵庫でわりと保存が利きます。

僕は高たんぱくのカップ麺におかずとしてオイルサーディンに食べるラー油を入れて食べていますが、これで25gくらいはたんぱく質がとれます。卵が好きな人は、カップ麺に卵を落としてもいいでしょう。副菜として豆腐や納豆を食べればさらにたんぱく質量を増やすことができます。

朝食と昼食で20g＋20g、つまり40g以上のたんぱく質をとるように心がければ、

コラム

脳卒中を防ぐ基本は減塩と野菜 具だくさんのみそ汁で実行できる

かつての長野県は脳卒中の死亡率ワースト1位の県。この状況を何とかしようと、僕が諏訪中央病院に赴任した40年くらい前から、県民の食事を見直す草の根運動が始まりました。その結果、長野県は男女とも平均寿命が全国1位になりました。

食事の見直しの基本となったのは「減塩」。塩分を多くとると、血圧が上昇して脳血管障害を起こしやすいからです。塩分に左右されない高血圧の人もわずかにいることはいますが、多くは血圧と塩分は正比例の関係になっています。

脳卒中の予防に、減塩とともに大事なのが「野菜」です。野菜に含まれるカリウムには、体内のナトリウム（塩分の一部）を排出する作用があるからです。また、野菜には血管のさびをとる「抗酸化」パワーがあり、血管を丈夫にしてくれます。

野菜の1日の摂取目標量は350g。都道府県別で平均野菜摂取量が350gを超えているのは長野県だけです。長野県の長寿は野菜を多くとる習慣も影響しているのかもしれません。

野菜を多くとるためのおすすめは、野菜をたっぷり入れた具だくさんみそ汁。あとは筋活。僕は血圧140〜90が120〜70に正常化しました。

夕食でとるたんぱく質は30～40g。1日70～80gのたんぱく質をとることは、それほどむずかしくはありません。

ズボラ筋トレ20のあとは「たん活」

僕は3食以外の時間も「こまめに」たんぱく質をとるようにしています。いつとるかというと、筋活運動（筋トレ）をした後です。

筋トレを習慣にしている人にはよく知られていますが、筋トレ後、30分以内は「筋肉のゴールデンタイム」といわれています。筋トレ後に傷ついた筋肉細胞はたんぱく質によって再生します。ですから、このタイミングでたん活すると、効率よく筋肉を増やすことができるのです。

筋トレを行った後、僕は牛乳やゆで卵などを必ず食べることにしています。でも、たんぱく質が豊富で食べやすい食品なら何でもよいのです。チーズやヨーグルト、ツナ缶などでもよいでしょう。

また、忙しいときはプロテイン飲料を飲んですますこともあります。プロテイン飲料とは、たんぱく質を含む栄養補助食品のこと。スーパーやドラッグストアでも購入できます。

僕は筋トレの前後に、アミノ酸たっぷりのもろみ酢を飲んでいます。筋肉をつくるためにはアミノ酸が必要だからです。筋トレの疲れも、酢に含まれるクエン酸が解消してくれる優れものです。

高野豆腐や粉豆腐は「筋活」に有効

ゴールデンタイムのたん活には、豆腐や納豆などの大豆製品でとってもかまいません。なかでも、おすすめしたいのが高野豆腐や粉豆腐です。

僕が住む長野県は、昔から寒さを利用して、豆腐を凍らせてつくる凍り豆腐が作られてきました。

この凍り豆腐を乾燥させたものが全国で入手可能な高野豆腐。これを粉末にしたのが粉豆腐です。

高野豆腐や粉豆腐には、「レジスタントタンパク」が豊富に含まれています。レジスタントタンパクは、悪玉と呼ばれるＬＤＬコレステロール値や中性脂肪値、血糖値などを下げる作用が知られています。

サルコペニア肥満は最悪

コレステロール値や中性脂肪値、血糖値、血圧はメタボになると上昇しますが、コロナ禍の巣ごもり生活で、体重が増えて困っているという人も多いようです。どんなものを食べているか尋ねると、チャーハンとか焼きそば、お好み焼やたこ焼きなどの「粉もの」と答える人が多いのです。簡単につくれて、お腹いっぱいになるので好まれているのだと思いますが、たんぱく質や野菜が圧倒的に不足しています。これではメタボがますます悪化して、コレステロール値や血糖値、血圧が上がっていく心配があります。

体重増の中身は体脂肪の増加。しかも、運動不足で筋肉は減少しているので、サルコペニアとメタボのダブルパンチ、健康にとっては最悪の状態です。ちなみに、この状態のことを「サルコペニア肥満」といいます。

ただ、第2章でお話したように、食事量を減らして減量するのは危険です。食事を減らすと、たんぱく質も不足してくるので、筋肉が減少してサルコペニアになる危険性があります。

ごはんや粉ものに含まれる栄養素は、ほとんどが炭水化物（糖質）です。これを、たんぱく質の豊富な食事に変えて、第1章の20のトレーニングを習慣にすれば、筋肉が増えて、体脂肪が減ってきます。

卵を1日3個食べてもコレステロール値は上がらない

ここまで読んできた方は気付いていると思いますが、僕はたん活に、卵をすすめています。

卵は安くて調理が簡単な食材なので、1人暮らしの高齢者などにも積極的にすすめたい食材だからです。

卵はたんぱく質以外にも、いろんな栄養成分が丸ごと含まれているので、1日3個くらいは食べてほしい。ところが、僕が高齢者に卵をすすめると、コレステロール値が上がるから心配だという人がいるのです。

確かに、かつて厚生労働省は、1日のコレステロール値の摂取基準を設けていました。卵1個のコレステロール値が約300㎎なので、医者も卵は1日1個までといっていた時代があったことは事実です。

でもこれは古い「常識」です。僕はもう46年間、内科外来で多くの患者さんの血液データを見ていますが、1日3個卵を食べている人のコレステロール値はまったく上がっていません。コレステロール値が上がる人は、体質的に上がりやすいだけで、卵が原因ではありません。

厚生労働省も2015年に改定した「日本人の食事摂取基準」で、コレステロールの摂取基準の上限に関する記載をなくしています。

60代以上の人にとって、卵を上手に使うのは、たんぱく質をしっかりとるためには大事なことです。

料理が苦手でも、卵かけごはんにするとか、みそ汁に卵1個落とすとかするだけで、効率的にたん活ができます。古い常識にとらわれないで、卵をたん活にうまく利用してください。

コラム

免疫力を高めるには野菜ジュースといろんな種類の発酵食品をとる

体内に備わった免疫システムには、獲得免疫と自然免疫があります。ワクチンは病気を重症化させずに獲得免疫を得るのが目的です。これに対し、体内にウイルスなどの病原体が侵入したとき、いちはやく攻撃してくるのが自然免疫。この自然免疫を高める方法の1つが、善玉菌を増やす食物繊維を含む食品をとって、免疫の中枢といわれる腸を元気にすることです。

食物繊維は野菜や海藻、キノコ類に豊富に含まれています。これらをとるのにおすすめなのが、具だくさんみそ汁（105ページ）と野菜ジュース。僕の場合、ほうれんそうや小松菜、ピーマン、キャベツなど、その日家にある野菜をミキサーにかけてジュースにして飲んでいます。これにバナナやリンゴなどを入れて少し飲みやすくすることもあります。豆乳かヨーグルトを加えて「たん活」もします。

発酵食品は腸を元気にして免疫力を高めるといわれる食品の1つ。とくに腸内の善玉菌を活性化させるには、いろんな種類の発酵食品を組み合わせて食べると効果的といわれています。僕は、納豆とキムチとか、麹甘酒とヨーグルト、沖縄の豆腐ようとチーズといった組み合わせを楽しんでいます。

骨密度が高ければ万が一転んでも骨折しない

骨が弱くなると、骨粗鬆症を引き起こします。骨粗鬆症になると、骨密度や骨量が低下して、骨折しやすい状態になります。ちょっと転んだだけで、大腿骨のような大事な骨が折れてしまい、そのことがきっかけで寝たきりになってしまうことも珍しくありません。

転ばないようにするためにはインナーマッスルといわれる体幹筋の筋活が大事ですが、万が一転倒しても、骨が丈夫なら骨折は避けられます。そのために、骨活が大事なのです。

第1章でお話ししたように、僕が筋活と骨活を続けたところ、骨密度は130％まで増加しました。これは若年層の骨密度を100％として、どのくらい骨密度があるかを示したものです。130％というのは、同年齢の平均に比べて圧倒的に骨密度が高いということになります。鎌田式かかと落としの成果だと思います。

筋活のためには、運動と栄養（たんぱく質）が不可欠なように、骨活も運動だけでは骨は丈夫になりません。骨活のための栄養が必要です。

第2章の骨活の心得2（91ページ）でお話ししたように、骨活のための栄養素は、カルシウム、ビタミンD、ビタミンKの3つです。それぞれどんな役割を果たしているのでしょうか。

日本人は骨の材料、カルシウムが不足している

骨の栄養素として誰でも知っているのはカルシウムでしょう。骨だけでなく歯の材料にもなる栄養素です。

ところが、日本人のカルシウム摂取量は全年代で不足しているといわれています。50歳以上の場合、1日あたりのカルシウム摂取推奨量は、男性700㎎、女性650㎎となっています。

これに対し、全年代の1日の平均摂取量が男性520㎎、女性509㎎ですから、圧倒的に不足しているのです。

60歳代以降は骨粗鬆症の心配がありますから、これ以上減らすわけにはいきません。この本を読まれている人は、この推奨量を目指してカルシウムをとっていただ

きたいと思います。

牛乳、チーズ、サバ缶は60代以上の骨を守る武器

カルシウムが豊富で、吸収率が高いのは乳製品です。牛乳200mlには220mg、プレーンヨーグルト100g中には120mg、プロセスチーズ1個分25gには158mgのカルシウムが含まれています。

また、大豆製品もカルシウムが豊富です。木綿豆腐100g（約3分の1丁）には86mg、納豆50g（約1パック）には45mgのカルシウムが含まれています。

乳製品や大豆製品のよいところは、たんぱく質を多く含む食材でもあるということです。たん活として乳製品や大豆製品をとることで、カルシウムの補給にもなるのです。

カルシウムといえば、骨ごと食べられる小魚にカルシウムが多いといわれていますね。日本人には昔からおなじみのカルシウム源です。

たとえば、しらす干し5gには10・5mg、サバの水煮缶80g（約1缶）には208mg

のカルシウムが含まれています。

たんぱく質とともに、カルシウムが不足しないように、これらの食品でカルシウムをしっかり補給しましょう。

骨活に必要不可欠なビタミンDとビタミンK

ビタミンDは、カルシウムの吸収を助ける働きがあります。カルシウムをしっかりとったつもりでも、ビタミンDが足りないと骨が弱くなります。

第2章でお話ししたように、ビタミンDは太陽の光にあたることで、体内で合成されるビタミンです。しかし、それだけでは十分ではないので、ビタミンDを含む食品から補う必要があります。

ビタミンDの豊富な食品の1つは、サケ、マグロ、サバなどの油の多い魚類です。たんぱく質も多く含むので、ビタミンDの補給には最適です。

また、牛のレバーやチーズ、卵黄も、魚類ほどではありませんが、ビタミンDが含まれています。

キノコ類もビタミンDを含む食品です。食品のビタミンDも、日光にあてることで含有量が増えます。つまり、生のシイタケよりも、干しシイタケのほうがビタミンDは多くなっています。

僕は干しシイタケでも、食べる前にもう1回、2時間ほど日光に当てるようにしています。ビタミンDが増強します。

骨活のための3つ目の栄養素がビタミンKです。ビタミンKは、骨をつくる骨芽細胞の働きを促進すると同時に、破骨細胞の働きを抑える働きがあります。この2つの働きによって、骨量の減少を抑え、骨粗鬆症を予防してくれるのです。

ビタミンKが断トツに多い食品は納豆です。たんぱく質も豊富なので、ビタミンKの補給にはうってつけです。

このほか、海苔やわかめ、ひじきなどの海藻類もビタミンKを多く含みます。野菜では、ほうれんそうやかぶの葉、モロヘイヤ、パセリ、しそなどに多く含まれています。

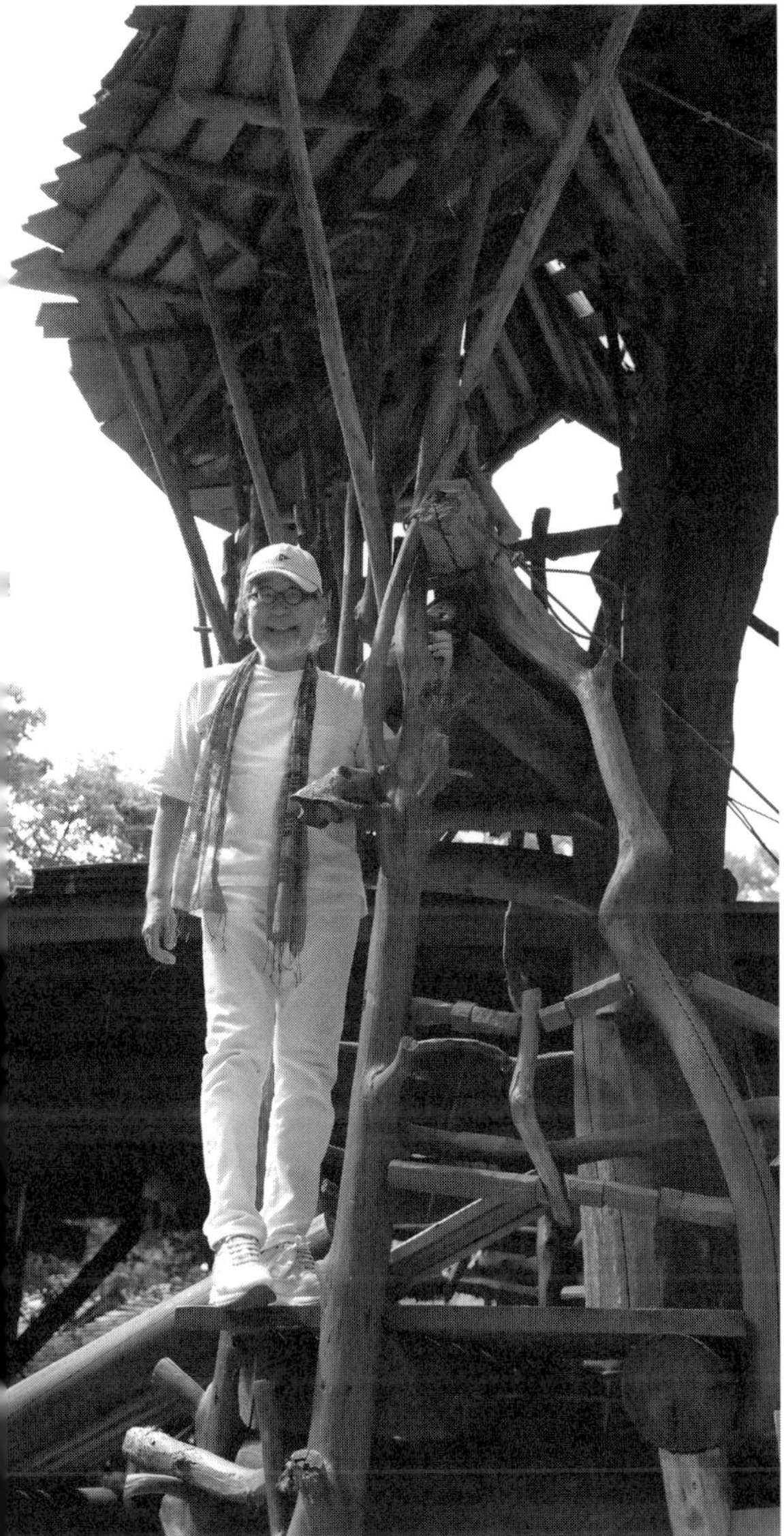

第4章

より高いレベルにチャレンジするには？

鎌田式　人生を楽しみながらズボラで、楽々生きるための新発想法

貯筋しないと70歳代で介護保険のお世話に

あるデータによると、現在70歳前後の男性で、4分の1の元気グループに入る人は93歳まで生きるとのこと。女性はなんと99歳まで生きるそうです。そんなに生きたくないと思われる方も、多いのではないかと思いますが、好むと好まざるに関係なく、長生きの時代になったということでしょう。

最近の発表（2020年）によると、日本人の平均寿命は、女性が87・74歳、男性が81・64歳です。

命の長さにこだわりませんが、死ぬギリギリまでピンピンして、ヒラリと逝きたいというのが僕の目標です。

そのために、大事なのが筋肉です。新型コロナの巣ごもり生活などで運動不足になっても、みなさんは今のところ、それほど不便を感じないかもしれません。

しかし、第2章でお話ししたように、筋肉は40歳を過ぎると毎年1～1・2％ずつ減少しますから、中高年は意識して筋肉を鍛えて「貯筋」しないと、だんだん筋肉が少なくなって、やがて介護保険のお世話になることになります。僕はその影響があらわれるのが、70歳ではないかと思っています。

たった3分のズボラ筋トレでピンピンヒラリ

僕は講演会で、「貯金よりも貯筋」と繰り返しいっています。いくらお金を貯めても、自力でレストランにも、旅行にも行かれなくなったら楽しくありません。そうならないために大事なのは、お金よりも筋肉。健康についても、いろいろ心配だと思いますが、まず1番に考えてほしいのが筋肉。生きている限り、ピンピンしていられるかどうかは貯筋にあるといっても過言ではありません。

そのために必要なのが、第1章の20種の運動です。

貯筋のための筋活運動が中心ですが、骨粗鬆症を防ぐ骨活運動、認知症を予防するコグニサイズ運動、しゃべることや飲み込むための筋肉など口腔フレイルを予防する運動も含まれています。

メインとなる筋活運動は、歩くための足腰の筋肉はもちろん、背中が丸くならないための背筋や腹筋、転びにくくするためのインナーマッスルといわれる体幹筋、寿命にも影響するといわれる握力を強化する筋肉など、大事な筋肉はほぼ網羅しています。また、ウォーキング以外の筋活はほとんど3分以内に終わります。1時間に3分運動すると、死亡リスクが下がるという研究データもあります。ズボラな僕が長く続けられているのは、たった3分ですむということです。

運動すれば血圧や血糖値が下がり見た目もよくなる

本書を手にとられた方の中には、若い頃は運動していたという人も多いと思います。ところが、仕事などで忙しくなると、運動しなくなるものです。

僕の50歳代の知り合いで、学生の頃は部活をやっていたが、大学を卒業してから、まったく運動していないという男性がいました。こういう人はあんがい多いのではないかと思います。

もちろん、本人も何か機会があれば、運動を始めたいと思っているようです。でもなかなかきっかけがつかめません。そんな人は、目標を持つとやり始めるものです。僕の目標は80歳、90歳になっても、映画を観に行ったり、旅行に行ったりすることだといいましたが、運動を始めるにあたっては、遠い将来の目標です。まず運動を始めようという人には、もうちょっと近い将来の目標が必要かもしれません。

体重が増えてメタボぎみで、血圧や血糖値が高くなっている人は、運動するとこれらの数値が下がってくるので、これを目標にしてもよいでしょう。たとえば、スクワット（ワイド・スクワットやスロー・スクワット）は高血糖の改善にとてもよい運動です。

そのメカニズムも明らかになっています。筋肉運動をすると、マイオカインという若返りホルモンが出て、血糖値やヘモグロビンA1cなど糖尿病の数値が下がることがわかっています。

また、メタボが改善すればお腹まわりもすっきりして、見た目もよくなります。体が引き締まってかっこよく見えるようになります。

ダイヤゴナル・エクササイズ（手足の2点支え）やブリッジは、女性がやるとお尻の脂肪が減って筋肉が少し増えて美尻になります。腹筋や背筋も鍛えられるので、背中が丸くなるのも予防できるでしょう。

運動音痴でも数値が改善すると続けたくなる

若い頃は運動の習慣があった人は、きっかけがあれば始められます。ところが世の中には運動が苦手、いわゆる「運動音痴」の人がいます。

僕の知り合いの63歳の男性は、子どもの頃から運動が苦手で、体育の成績が悪く、部活の経験もありません。

ただ、歩くのだけは苦にならないということで、コロナ前は仕事で出かけるついでに1〜2時間の街歩きを楽しんでいたといいます。

しかし、コロナ禍で仕事のほとんどがテレワークになってしまい、一気に運動不足におちいったということです。彼は高血圧の投薬治療を受けており、まだ薬は飲んでいませんが糖尿病の数値も高めです。そのため、唯一の運動である街歩きができなくなったことをとても心配していました。

そこで僕のアドバイスにしたがって、スクワットを始めることにしました。

最初は5回もできなかったそうですが、だんだん標準の1セットである10回ができるようになったということです。

糖尿病の数値も改善し、ヘモグロビンA1cの値が6・4%から5・7%に改善しました。メタボ健診の基準値は5・6%未満ですから、基準値にだいぶ近づいたといえます。

また、降圧剤を飲んで上が130／85㎜Hg台だった血圧も、110／70㎜Hg台になり、ときには100／60㎜Hg台になることもあるそうです。僕は主治医に減薬をお願いしてもよいのではないかとアドバイスしています。

運動音痴の彼が半信半疑で始めたスクワットですが、数値が改善されたことではげみになり、今も続けているということです。このように運動が苦手な人も、結果が出ると続けようという気持ちになるのです。

これには理由があります。第2章でもお話ししましたが、運動するとテストステロンというチャレンジングホルモンが出てくるからです。まったく運動音痴な人でも、達成感があると、もっと高いレベルに挑戦するようになるのです。

運動を続ければコロナうつや不眠も解消できる

ワクチン接種が進むと、コロナは一気に解決していくといわれていましたが、どうもそうはならないようです。ワクチン接種を終えたのに、感染力の増した変異型ウイルスに感染する例も報告されています。またワクチンを打ちたくないという人が一定数います。

とくに日本人の感覚だと、ワクチン接種が進んだからといって、欧米のようにマスクを外して生活できるようにはなかなかならないでしょう。今後どうなるかはわかりませんが、当面は今までどおり、食事以外はマスクをつけて、3密を避けて生活するというスタイルが続くのではないかと僕はみています。つまり、ある程度の巣ごもり生活は今しばらく続く可能性があります。

巣ごもり生活が続くことで心配なのは、第2章でお話ししたコロナうつの増加です。僕が外来で患者さんを診ていると、以前より気持ちがふさぎがちな人が増えているように感じます。

うつといっても、ただ憂うつになるだけでなく、イライラしたり、何ごとも悪いほうに考えて自己否定的になるなど、症状はさまざま。不眠や疲れやすい、といった身体的な不調があらわれる人もいます。また、ストレスのはけ口として食べすぎたり、逆に食欲不振で食べられなくなる人も少なくありません。

こうしたコロナうつの解消も、20種の運動が効果的なことはいうまでもありません。とくにウォーキング（速遅歩き）は自律神経のバランスをよくして、ストレスによる緊張や不安をやわらげる効果が期待できます。

ウォーキングなどで外に出るときは、季節の変化を楽しみましょう。初夏なら植物の緑が美しく見えるでしょう。秋なら樹木が紅葉する変化を楽しめます。気持ちに余裕がなくなっているときこそ、季節感を前向きに楽しんでほしいのです。

また、日光を浴びることもストレスの解消になります。とくに、朝起きたときに太陽の光を浴びると、体内時計がリセットされて、セロトニンという幸せホルモンが分泌されるので、コロナうつにはうってつけです。

さらに、セロトニンは睡眠ホルモンであるメラトニンの原料になるので、睡眠や覚醒のリズムが整い、不眠などの症状も改善されていくでしょう。

「昨日よりも今日が少しいい」を合い言葉にズボラ筋トレを

巣ごもり生活で、もう1つ心配なのは認知症です。これも第2章でお話ししましたが、家にこもりがちな生活をしていると、脳への刺激が少なくなって、認知機能が低下する危険性があるからといわれているからです。

認知症の予防に運動がよいことは改めていうまでもありません。運動が認知症に効果的であることは、世界中のさまざまな論文で発表されています。とくに認知機能の向上には、筋活運動とウォーキングなどの有酸素運動が効果的といわれています。さらに認知症予防に特化したコグニサイズ運動を行えば万全でしょう。

といっても、イヤイヤ続けるのであれば、脳にとってはあまりよくありません。脳は楽しいことや好きなことをすると、活性化するという特徴があるからです。

もちろん、日常生活においても、楽しいことをするのが大事。とくに、人と楽しみをわかち合ったり、社会とかかわって自分の能力を発揮する喜びは、脳を活性化させるだけでなく、人生を前向きに生きる原動力になります。

コロナ禍では人とかかわることがむずかしくなったため、この大事なことを忘れている人も多いのではないかと思います。

鎌田自身が実践している筋トレレシピ20を1日いくつかやるだけで、徐々に大きな効果を生み出してくるはずです。90歳になってもピンピン元気でいるために、ぜひ実践してみてください。

長い人生にはいろんな困難があります。コロナ禍で経験したように、したいことが自由にできなくなることもあるでしょう。そんなにときにつぶやいてほしい言葉があります。「昨日よりも今日のほうが少しいい」です。この言葉は、未来への希望へとつながります。

この本の企画・編集は加藤紳一郎さん、ライターは福士斉さん。2人とはオンラインの打ち合わせ後、信州に来ていただいて、僕の筋トレ風景を見てもらいながら、どうわかりやすく表現したらよいか、3人で何度もオンラインミーティングを重ねて考えました。2人のおかげでよい本ができたと思って感謝しています。

ゆっくりとした歩みでも、自分が少しずつ進化していると感じることが、人生を楽しくしてくれるはずです。きっと。

鎌田 實（かまた みのる）

1948年、東京都生まれ。1974年、東京医科歯科大学医学部卒業。1988年、諏訪中央病院院長に就任。地域と一体になった医療や、食生活の改善・健康への意識改革を普及させる活動に携わる。2005年より同病院名誉院長。チェルノブイリ原発事故後の1991年より、ベラルーシの放射能汚染地帯へ医師団を派遣し、医薬品を支援。2004年からイラクの4つの小児病院へ医療支援を実施、難民キャンプに5つのプライマリ・ヘルス・ケア診療所をつくった。国内の活動としては、東北をはじめとする全国の被災地に足を運び、講演会、支援活動を行っている。近年は、健康づくり、介護をテーマとした講演会が増えている。近著に『医師が考える 楽しく人生を送るための簡単料理 鎌田式健康手抜きごはん』（集英社）、『ミッドライフ・クライシス』（青春出版社）など。

鎌田 實 オフィシャルウェブサイト http://www.kamataminoru.com

疲れない 太らない ボケない

60代からの鎌田式ズボラ筋トレ

2021年11月10日 初版第一刷発行
2022年 2 月17日 第七刷発行

著者
鎌田 實

発行者
澤井聖一

発行所
株式会社エクスナレッジ
〒106-0032 東京都港区六本木7-2-26
https://www.xknowledge.co.jp/

問合先
編集
TEL.03-3403-6796
FAX.03-3403-0582
販売
TEL.03-3403-1321
FAX.03-3403-1829
info@xknowledge.co.jp